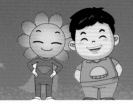

小胖孩的烦恼

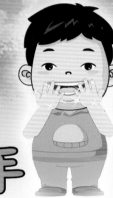

正确洗手

北京市丰台区疾病预防控制中心 编著

主　　编　　李　洁

副 主 编　　谢彧洋　信振江　张建军　赵　静

执行主编　　黄儒婷　敬燕燕　肖贵勇

编　　委　　郝　静　李晓桂　刘　静　秦　娟

　　　　　　王佳佳　张　芳

（以上排名不计先后，按姓氏音序排列）

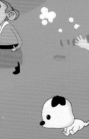

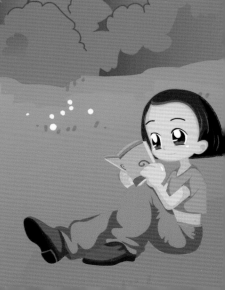

西藏人民出版社

丰台区疾病预防控制中心简介

丰台区疾病预防控制中心于2001年12月28日挂牌成立，位于北京市丰台区西安街3号。中心是丰台区卫计委领导下的区级卫生事业单位，属于非营利性医疗卫生服务机构。

中心的主要职能有八项，分别是：

一、 疾病预防与控制；

二、 突发公共卫生事件应急处理；

三、 疫情报告与健康相关因素管理；

四、 健康危害因素监测与干预；

五、 实验室检测分析与评价；

六、 重大活动的公共卫生保障；

七、 健康教育与健康促进；

八、 技术服务管理与应用研究指导。

中心以"团结、务实、创新、争先"为宗旨，常年围绕饮用水卫生、食品卫生、环境卫生、职业卫生、放射卫生、学校卫生、传染病、慢性病、地方病、学生常见病、职业病开展监测、评估、干预、健康教育等工作，同时承担了重大活动、重要赛事、重大灾害的应急保障工作。

本册书中"健康小卫士"Sunny是疾控中心形象的化身，作为太阳花精灵，她的8个花瓣代表着中心的八大职责，整体象征着绿色、健康、阳光和快乐。它向人们传播健康知识和理念，引导大众摒弃不良生活习惯。

前　言

　　丰台区疾病预防控制中心为传播健康知识和理念，引导公众建立健康生活习惯，策划编写了小胖孩的烦恼系列宣传作品。

　　本书中的主要角色是Sunny和小胖孩壮壮，Sunny是太阳花变成的小精灵，她是人类"健康小卫士"，肩负着传播健康正能量的使命。小胖孩壮壮是一位爱问"为什么？"的小学生，每当遇到困惑和烦恼时，就会想到他的好朋友Sunny。小胖孩壮壮遇到了什么烦恼呢？Sunny又是怎么帮他解决的呢？

　　勤洗手、洗净手不仅是良好的生活习惯，也与预防手足口病、细菌性痢疾等疾病息息相关。小胖孩壮壮因为没洗手就吃东西，引起了急性胃肠炎。在医院，Sunny给壮壮和同学们介绍了洗手的重要性、应该何时洗手以及正确洗手的步骤和方法。让我们一起看看《小胖孩的烦恼之正确洗手》吧。

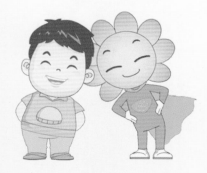

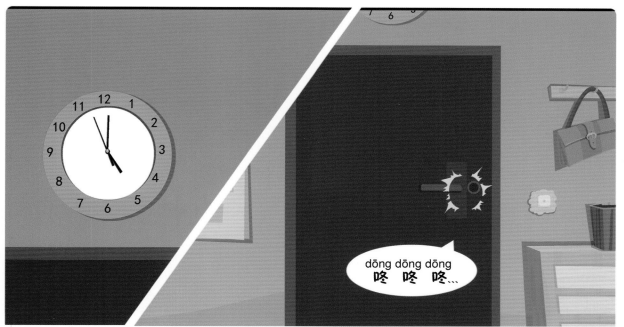

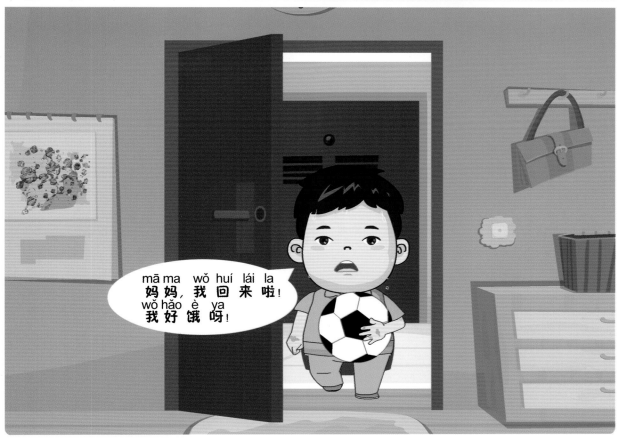

天快黑了，壮壮依依不舍地和小伙伴们告别，飞奔回家。他推开门，大声喊道："妈妈，我回来啦！我好饿呀！"

tiān kuài hēi le zhuàng zhuàng yī yī bù shě de hé xiǎo huǒ bàn men gào bié fēi bēn huí jiā tā tuī kāi
天快黑了，壮壮依依不舍地和小伙伴们告别，飞奔回家。他推开
mén dà shēng hǎn dào mā ma wǒ huí lái la wǒ hǎo è ya
门，大声喊道："妈妈，我回来啦！我好饿呀！"

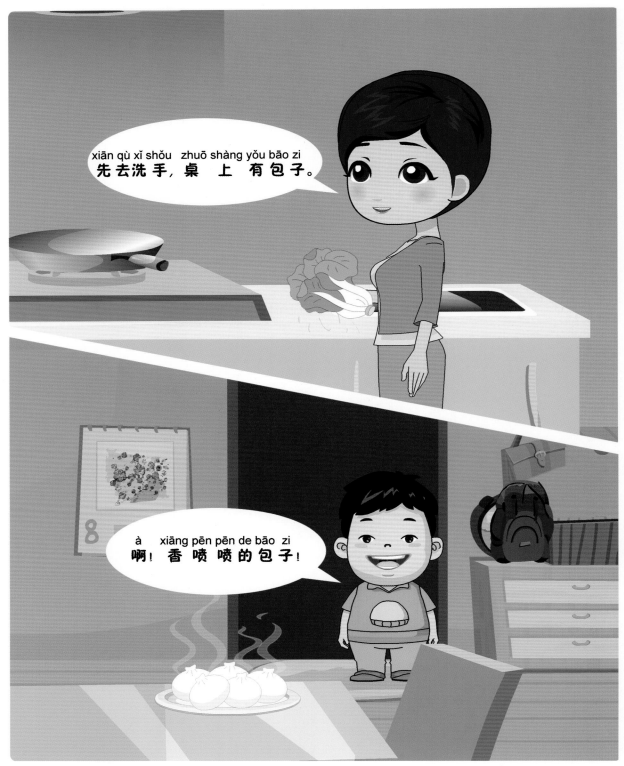

xiǎo chán māo huí jiā la　　chú fáng lǐ máng lù de mā ma xiào zhe shuō　xiān qù xǐ
"小馋猫回家啦。"厨房里忙碌的妈妈笑着说，"先去洗
shǒu　zhuō shàng yǒu bāo zi
手，桌　上　有包子。"

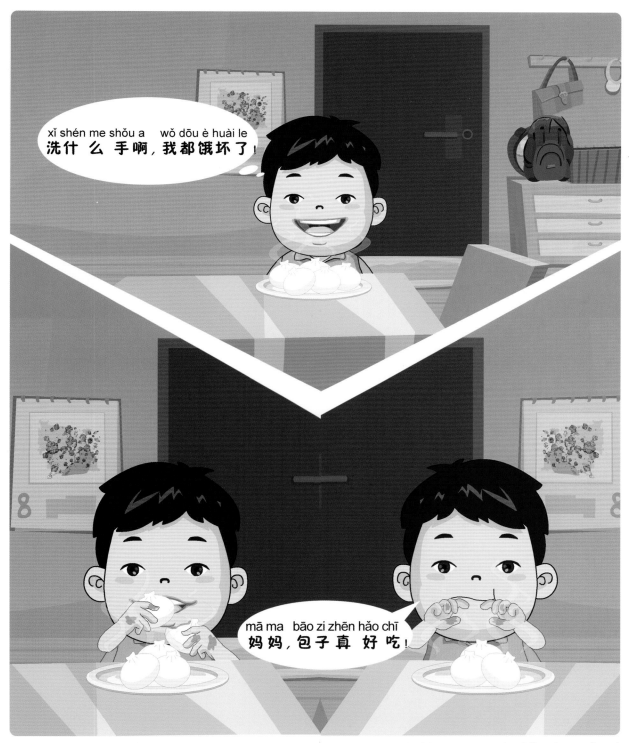

<ruby>壮<rt>zhuàng</rt></ruby> <ruby>壮<rt>zhuàng</rt></ruby> <ruby>心<rt>xīn</rt></ruby> <ruby>里<rt>lǐ</rt></ruby> <ruby>想<rt>xiǎng</rt></ruby>：<ruby>洗<rt>xǐ</rt></ruby> <ruby>什<rt>shén</rt></ruby> <ruby>么<rt>me</rt></ruby> <ruby>手<rt>shǒu</rt></ruby> <ruby>啊<rt>a</rt></ruby>，<ruby>我<rt>wǒ</rt></ruby> <ruby>都<rt>dōu</rt></ruby> <ruby>饿<rt>è</rt></ruby> <ruby>坏<rt>huài</rt></ruby> <ruby>了<rt>le</rt></ruby>！<ruby>他<rt>tā</rt></ruby> <ruby>一<rt>yì</rt></ruby> <ruby>手<rt>shǒu</rt></ruby> <ruby>抓<rt>zhuā</rt></ruby> <ruby>起<rt>qǐ</rt></ruby> <ruby>一<rt>yí</rt></ruby> <ruby>个<rt>gè</rt></ruby> <ruby>包<rt>bāo</rt></ruby> <ruby>子<rt>zi</rt></ruby>，<ruby>狼<rt>láng</rt></ruby> <ruby>吞<rt>tūn</rt></ruby> <ruby>虎<rt>hǔ</rt></ruby> <ruby>咽<rt>yàn</rt></ruby> <ruby>地<rt>de</rt></ruby> <ruby>吃<rt>chī</rt></ruby> <ruby>起<rt>qǐ</rt></ruby> <ruby>来<rt>lái</rt></ruby>。<ruby>两<rt>liǎng</rt></ruby> <ruby>个<rt>gè</rt></ruby> <ruby>包<rt>bāo</rt></ruby> <ruby>子<rt>zi</rt></ruby> <ruby>下<rt>xià</rt></ruby> <ruby>肚<rt>dù</rt></ruby>，<ruby>他<rt>tā</rt></ruby> <ruby>心<rt>xīn</rt></ruby> <ruby>满<rt>mǎn</rt></ruby> <ruby>意<rt>yì</rt></ruby> <ruby>足<rt>zú</rt></ruby> <ruby>地<rt>de</rt></ruby> <ruby>抹<rt>mǒ</rt></ruby> <ruby>了<rt>le</rt></ruby> <ruby>抹<rt>mǒ</rt></ruby> <ruby>嘴<rt>zuǐ</rt></ruby>："<ruby>妈<rt>mā</rt></ruby> <ruby>妈<rt>ma</rt></ruby>，<ruby>包<rt>bāo</rt></ruby> <ruby>子<rt>zi</rt></ruby> <ruby>真<rt>zhēn</rt></ruby> <ruby>好<rt>hǎo</rt></ruby> <ruby>吃<rt>chī</rt></ruby>。"

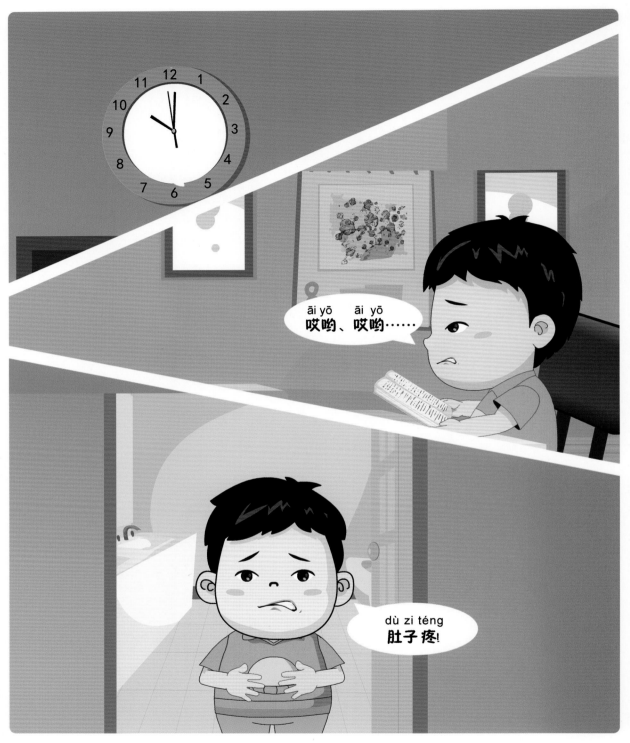

wǎn shàng kàn shū de shí hòu zhuàng zhuàng tū rán gǎn jué dào dù zi téng tā diū xià shū jí máng
晚 上 看 书 的 时 候，壮 壮 突 然 感 觉 到 肚 子 疼，他 丢 下 书 急 忙
chōng xiàng cè suǒ guò le hěn cháng shí jiān tā cái cóng cè suǒ lǐ chū lái kě shì dù zi hái
冲 向 厕 所。过 了 很 长 时 间，他 才 从 厕 所 里 出 来，可 是 肚 子 还
shì hěn téng
是 很 疼。

4

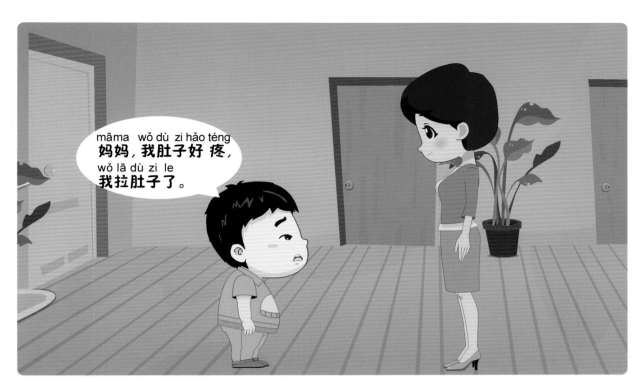

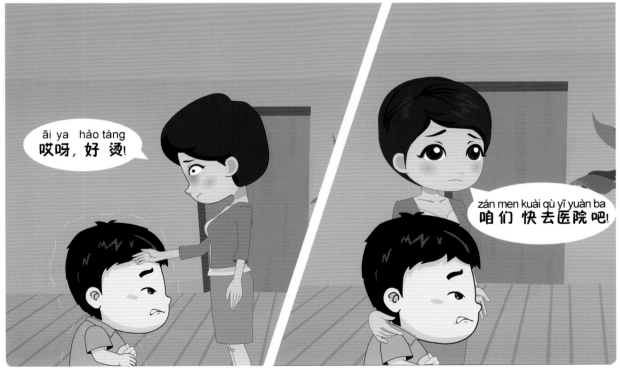

zhuàng zhuàng wǔ zhe dù zi duì mā ma shuō　mā ma　wǒ dù zi hǎo téng　wǒ lā dù zi le
壮　壮　捂着肚子对妈妈说："妈妈，我肚子好疼，我拉肚子了。"
kàn zhe zhuàng zhuàng liǎn sè cāng bái　mā ma dān xīn de mō le mō tā de é tóu　　āi ya
看着　壮　壮　脸色苍白，妈妈担心地摸了摸他的额头："哎呀，
hǎo tàng　zán men kuài qù yī yuàn ba
好烫，咱们快去医院吧。"

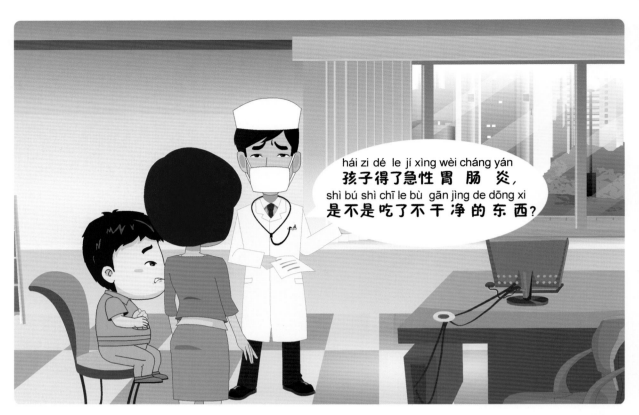

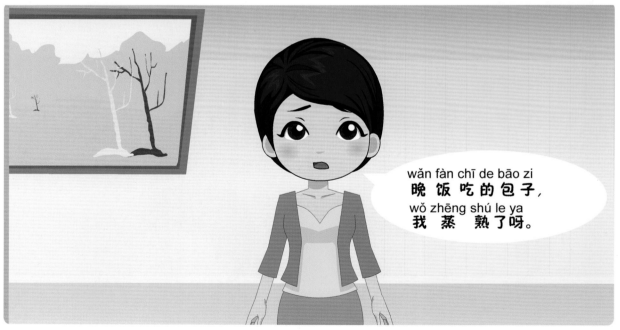

dào le yī yuàn jīng guò jiǎn chá yī shēng shuō hái zi dé le jí xìng wèi cháng yán shì bú shì
到了医院，经过检查，医生 说:"孩子得了急性胃 肠 炎，是不是
chī le bù gān jìng de dōng xi mā ma kàn zhe zhuàng zhuàng nán shòu de yàng zi xīn téng de
吃了不干净的东西?"妈妈看着壮 壮难受的样子，心疼地
shuō wǎn fàn chī de bāo zi wǒ zhēng shú le ya tā zěn me hái lā dù zi le
说:"晚饭吃的包子，我 蒸 熟了呀,他怎么还拉肚子了?"

6

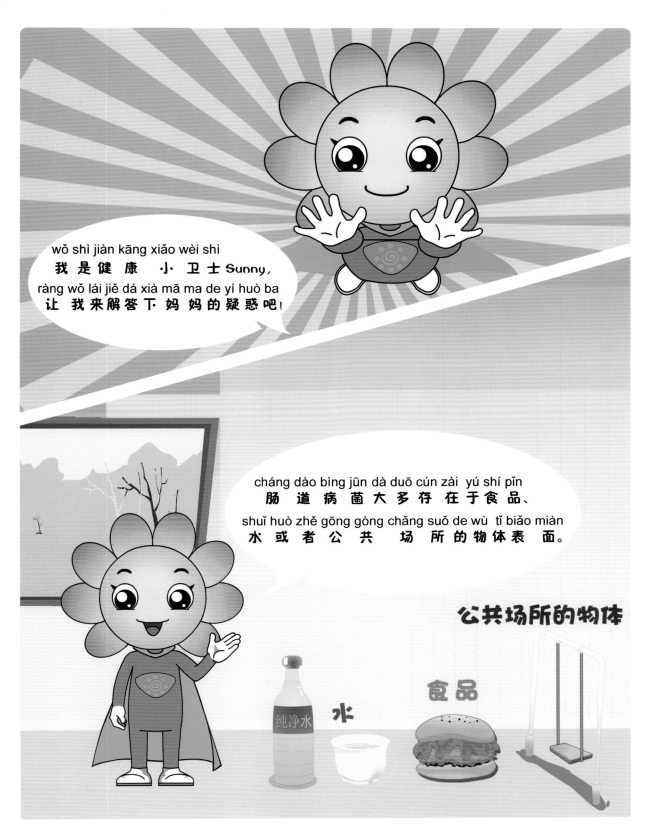

wǒ shì jiàn kāng xiǎo wèi shì
我是健康 小卫士Sunny,
ràng wǒ lái jiě dá xià mā ma de yí huò ba
让我来解答下妈妈的疑惑吧!

cháng dào bìng jūn dà duō cún zài yú shí pǐn
肠道病菌大多存在于食品、
shuǐ huò zhě gōng gòng chǎng suǒ de wù tǐ biǎo miàn
水或者公共 场所的物体表面。

公共场所的物体

纯净水

水

食品

cháng dào bìng jūn kě yǐ yǐn qǐ jí xìng wèi cháng yán   jiè shào shuō
"肠道病菌可以引起急性胃肠炎。"Sunny介绍说。

7

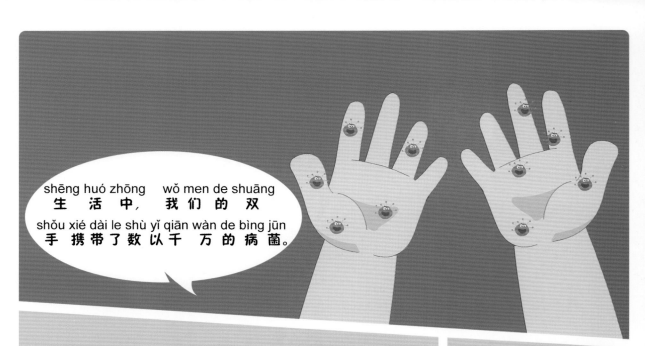

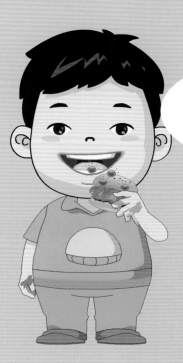

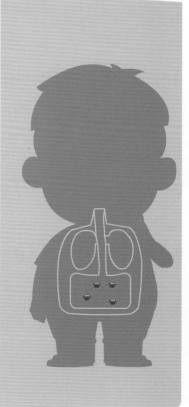

shǒu jiē chù dào huán jìng zhōng de cháng dào bìng jūn　bù xǐ jìng shǒu jiù chī dōng xi　jiù kě
"手 接 触 到 环 境 中 的 肠 道 病 菌，不 洗 净 手 就 吃 东 西，就 可
néng bìng cóng kǒu rù　　　gào sù mā ma　shēng huó zhōng　wǒ men de shuāng shǒu xié dài le
能 病 从 口 入。"Sunny 告 诉 妈 妈，"生 活 中，我 们 的 双 手 携 带 了
shù yǐ qiān wàn de bìng jūn suǒ yǐ　shǒu shì chuán bō jí bìng de zhǔ yào méi jiè
数 以 千 万 的 病 菌。所 以，手 是 传 播 疾 病 的 主 要 媒 介。"

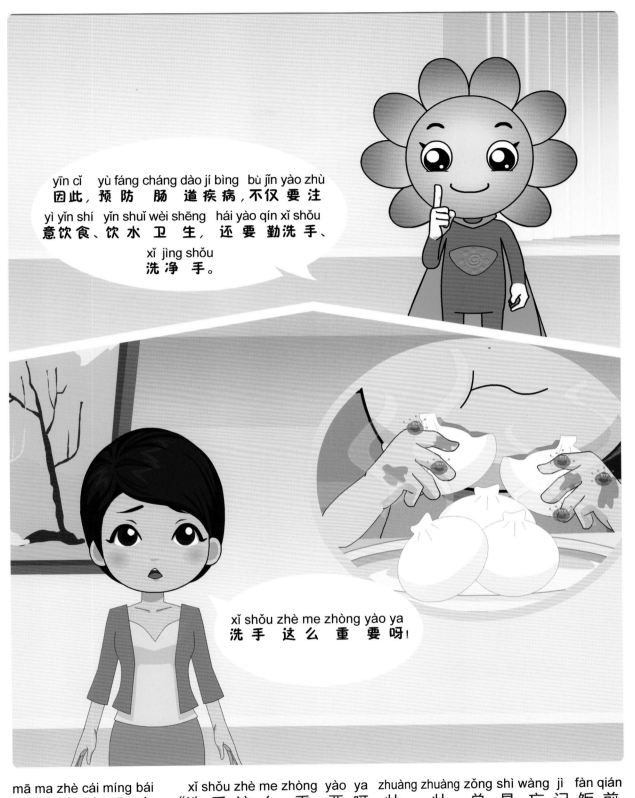

因此，预防肠道疾病，不仅要注意饮食、饮水卫生，还要勤洗手、洗净手。

洗手这么重要呀！

妈妈这才明白："洗手这么重要呀，壮壮总是忘记饭前洗手，我也没太注意。"

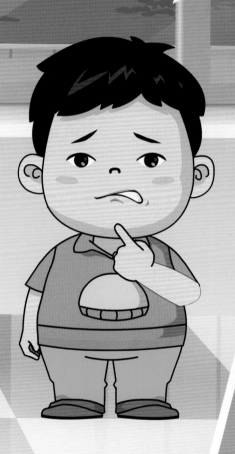
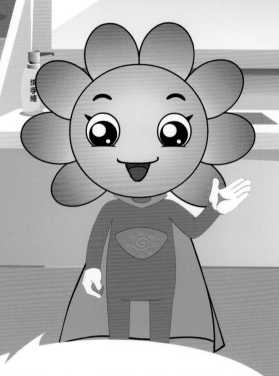

wǒ méi xǐ shǒu jiù chī fàn　　bǎ shǒu shàng de bìng
我没洗手 就吃饭，把手 上 的病
jūn chī dào dù zi lǐ　　suǒ yǐ shēng bìng le
菌吃到肚子里，所以生 病了。

yǒu le zhè cì jiào xùn　　nǐ yǐ hòu yí dìng bú huì wàng jì
有了这次教 训，你以后一定不会忘记
xǐ shǒu de　 zhuàngzhuàng　xiàn zài jiù gēn wǒ yì qǐ xué xí
洗手的！壮 壮，现在就跟我一起学习
xià zěn yàng zhèng què xǐ shǒu ba
下怎样 正 确洗手吧!

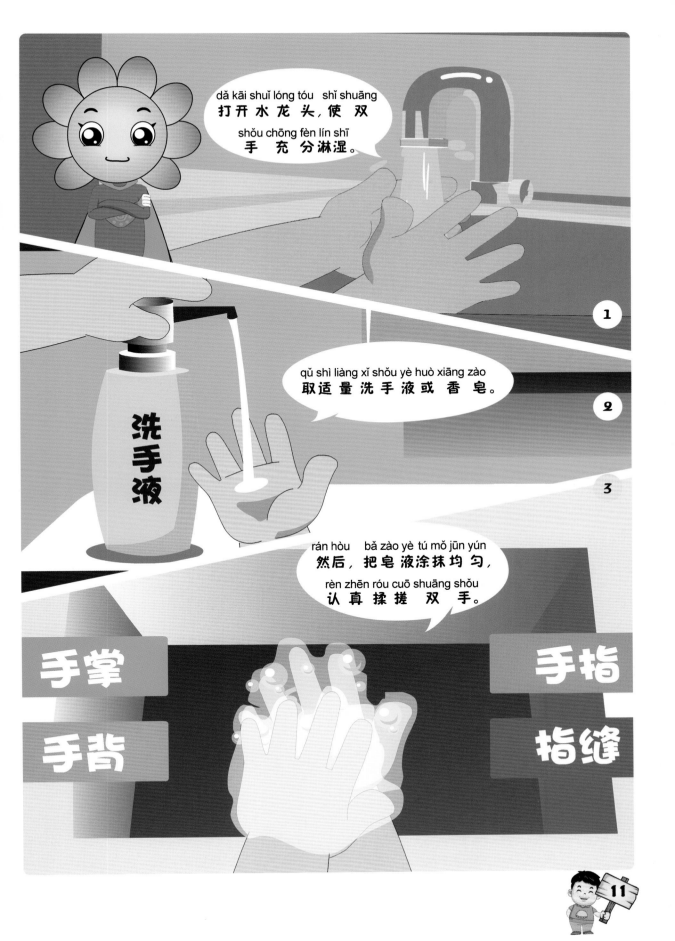

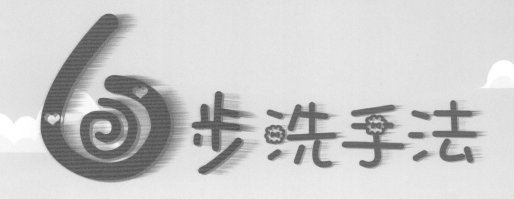

6步洗手法

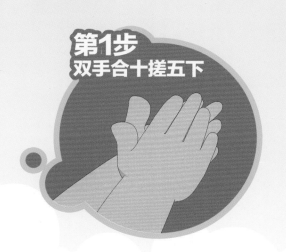

第1步
双手合十搓五下

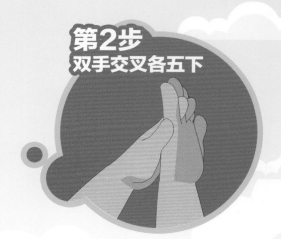

第2步
双手交叉各五下

jù tǐ róu cuō bù zhòu kě fēn wéi liù bù　suǒ yǐ yě jiào liù bù xǐ shǒu fǎ　xiàn zài jiù gēn zhe wǒ
具体揉搓步骤可分为六步，所以也叫六步洗手法。现在就跟着我
yí bù yí bù zuò ba
一步一步做吧：

dì yī bù　zhǎng xīn xiāng duì　shǒu zhǐ bìng lǒng　xiāng hù róu cuō
第一步，掌心相对，手指并拢，相互揉搓；

dì èr bù　shǒu xīn duì shǒu bèi yán zhǐ fèng xiāng hù róu cuō　jiāo huàn jìn xíng
第二步，手心对手背沿指缝相互揉搓，交换进行；

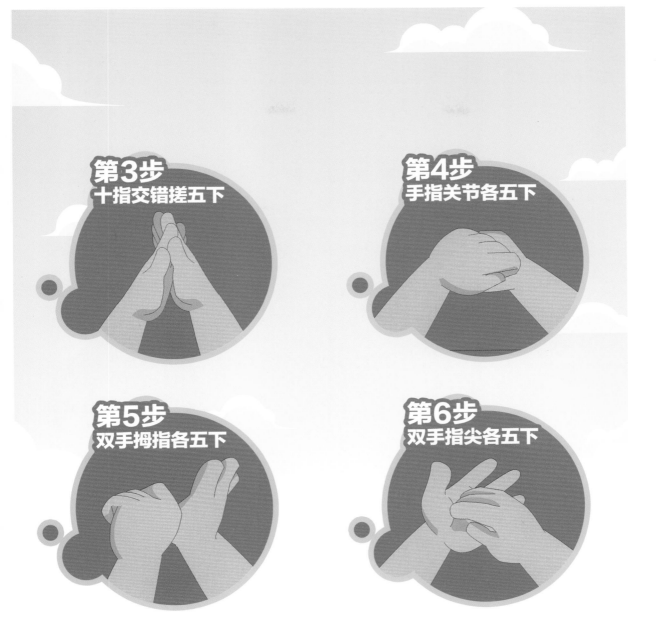

第3步
十指交错搓五下

第4步
手指关节各五下

第5步
双手拇指各五下

第6步
双手指尖各五下

dì sān bù　　zhǎng xīn xiāng duì　　shuāng shǒu jiāo chā yán zhǐ fèng xiāng hù róu cuō
第三步，掌心相对，双手交叉沿指缝相互揉搓；

dì sì bù　　wān qū shǒu zhǐ shǐ guān jié zài lìng yì shǒu zhǎng xīn xuán zhuǎn róu cuō　jiāo huàn jìn xíng
第四步，弯曲手指使关节在另一手掌心旋转揉搓，交换进行；

dì wǔ bù　　zuǒ shǒu wò zhù yòu shǒu dà mǔ zhǐ xuán zhuǎn róu cuō　jiāo huàn jìn xíng
第五步，左手握住右手大拇指旋转揉搓，交换进行；

dì liù bù　　jiāng wǔ gè shǒu zhǐ jiān bìng lǒng fàng zài lìng yì shǒu zhǎng xīn xuán zhuǎn róu cuō
第六步，将五个手指尖并拢放在另一手掌心旋转揉搓，

jiāo huàn jìn xíng
交换进行。

13

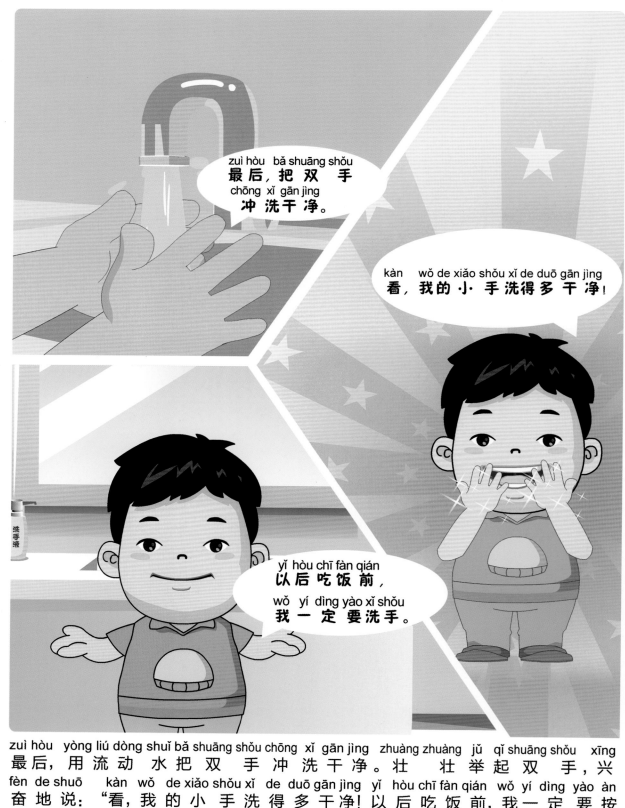

zuì hòu yòng liú dòng shuǐ bǎ shuāng shǒu chōng xǐ gān jìng zhuàng zhuàng jǔ qǐ shuāng shǒu xīng
最后，用流动水把双手冲洗干净。壮壮举起双手，兴
fèn de shuō kàn wǒ de xiǎo shǒu xǐ de duō gān jìng yǐ hòu chī fàn qián wǒ yí dìng yào àn
奋地说："看，我的小手洗得多干净！以后吃饭前，我一定要按
zhào liù bù xǐ shǒu fǎ bǎ shǒu xǐ de gān gān jìng jìng
照六步洗手法，把手洗得干干净净。"

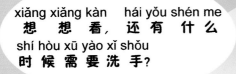

xiǎng xiǎng kàn　hái yǒu shén me
想　想　看，还　有　什么
shí hòu xū yào xǐ shǒu
时　候　需　要　洗　手？

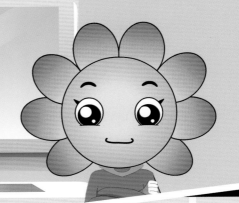

shǒu bèi nòng zāng de　shí hòu
手　被　弄　脏　的　时　候

hù wài huó dòng hòu
户　外　活　动　后

dǎ pēn tì　xǐng bí tì hòu
打　喷　嚏、擤　鼻　涕　后

jiē chù chǒng wù　qín lèi děng dòng wù hòu
接　触　宠　物、禽　类　等　动　物　后

jiē chù qián bì　diàn tī àn niǔ
接　触　钱　币、电　梯　按　钮、

gōng gòng diàn huà děng gōng gòng shè shī hòu
公　共　电　话　等　公　共　设　施　后

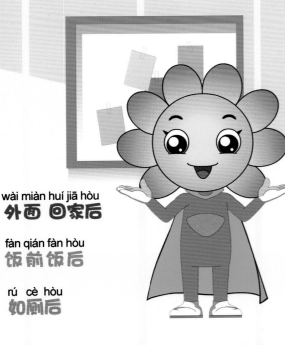

wài miàn huí jiā hòu
外　面　回　家　后

fàn qián fàn hòu
饭　前　饭　后

rú cè hòu
如　厕　后

wēi xiào zhe shuō　xiǎo péng yǒu men　chú le fàn qián yào xǐ shǒu　yǐ shàng zhè xiē shí
Sunny 微　笑　着　说："小　朋　友　们，除　了　饭　前　要　洗　手，以　上　这　些　时
hòu yě yào jì de xǐ shǒu
候　也　要　记　得　洗　手。"

15

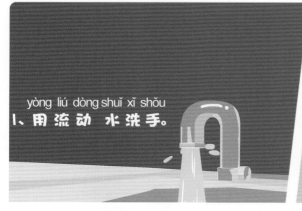

yòng liú dòng shuǐ xǐ shǒu
1、用流动水洗手。

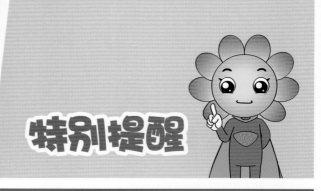

特别提醒

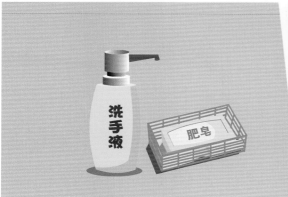

洗手液　肥皂

qīng shuǐ bù néng chè dǐ qīng chú shǒu shàng bìng
2、清水不能彻底清除手上病
jūn　　yí dìng yào yòng xǐ shǒu yè huò féi zào rèn zhēn
菌，一定要用洗手液或肥皂认真
xǐ shǒu
洗手。

xǐ shǒu shí　yào zhù yì zhǐ jiān　zhǐ fèng
3、洗手时，要注意指尖、指缝、
zhǐ guān jié děng bù wèi　zhè xiē bù fen
指关节等部位，这些部分
zuì róng yì cáng wū nà gòu
最容易藏污纳垢。

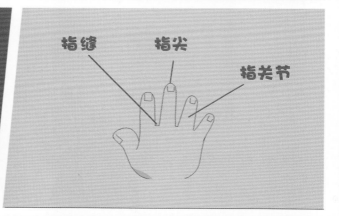

指缝　指尖　指关节

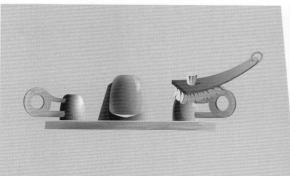

dìng qī qīng jié　xiāo dú shuǐ lóng tóu kāi guān
4、定期清洁、消毒水龙头开关。

dìng qī qīng jié féi zào hé bǎo chí féi zào
5、定期清洁肥皂盒保持肥皂
gān zào　bì miǎn xǐ shǒu yè chóng fù guàn zhuāng
干燥，避免洗手液重复灌装。

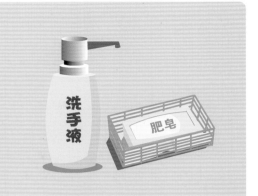

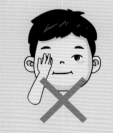
个人专用毛巾

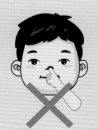
一次性纸巾

shǒu xǐ jìng hòu　yòng gān jìng de gè rén zhuān yòng
6、手洗净后，用干净的个人专用
máo jīn huò yí cì xìng zhǐ jīn cā gān shuāng shǒu　bì
毛巾或一次性纸巾擦干双手，避
miǎn zāng máo jīn　yī jīn　cā shǒu zào chéng
免脏毛巾、衣襟擦手造成
èr cì wū rǎn
"二次污染"。

qín jiǎn zhǐ jia　bù liú cháng zhǐ jia
7、勤剪指甲，不留长指甲。

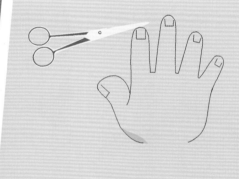

gǎi diào róu yǎn jing　kōu bí zi děng huài xí guàn
8、改掉揉眼睛、抠鼻子等坏习惯。

17

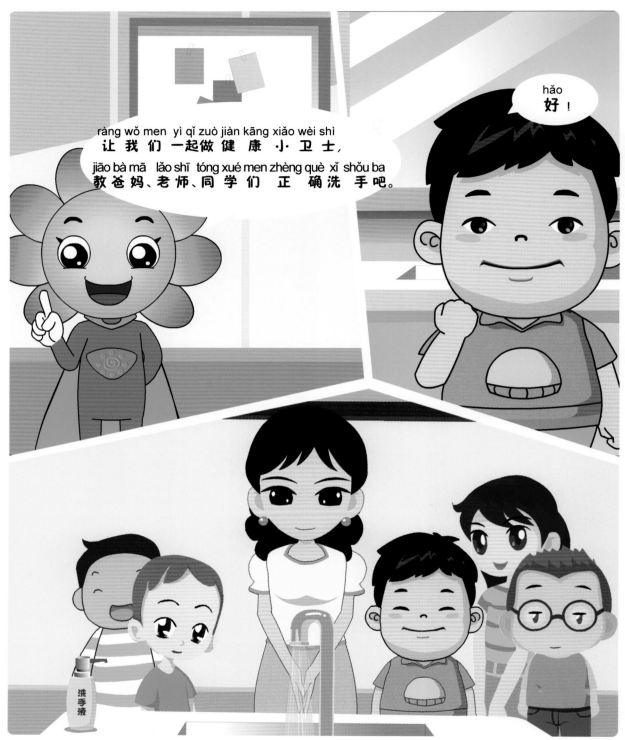

最后，Sunny说："壮壮，让我们一起做健康小卫士，教爸爸妈妈、老师、同学们正确洗手吧。""好！"壮壮拍着小胸脯，自豪极了。

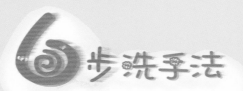

6步洗手法

第1步
双手合十搓五下

第2步
双手交叉各五下

第3步
十指交错搓五下

第4步
手指关节各五下

第5步
双手拇指各五下

第6步
双手指尖各五下

zhèng què xǐ shǒu liù bù fǎ　nín jì zhù le ma
正　确 洗 手 六 步 法，您 记 住 了 吗？

19

图书在版编目（CIP）数据

小胖孩的烦恼 / 丰台区疾病预防控制中心编著.
—拉萨：西藏人民出版社，2016.9
ISBN 978-7-223-05277-1

Ⅰ.①小… Ⅱ.①丰… Ⅲ.①小儿疾病 – 肥胖病 – 防治
Ⅳ.①R723.12

中国版本图书馆CIP数据核字（2016）第214441号

小胖孩的烦恼

作　　者	北京市丰台区疾病预防控制中心	
责任编辑	何卫峰	
装帧设计	崔　简　马天跃　陈少华	
出　　版	西藏人民出版社	
社　　址	拉萨市林廓北路23号　邮政编码：850000	
	北京发行部：100013　北京市东土城路8号	
	林达大厦A座13层　电话：010-64466847	
	打击盗版：0891-6649998　13801174584	
印　　刷	北京彩虹伟业印刷有限公司	
经　　销	全国新华书店	
开　　本	16开（787×1 092）　　字　数　5千	
印　　张	6.75	
版　　次	2016年9月第1版第1次印刷	
标准书号	ISBN 978-7-223-05277-1	
定　　价	48.00元（全6册）	

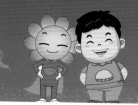

小胖孩的烦恼

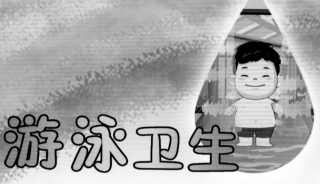

游泳卫生

北京市丰台区疾病预防控制中心　编著

主　　编　李　洁

副 主 编　谢彧洋　信振江　张建军　赵　静

执行主编　黄儒婷　敬燕燕　肖贵勇

编　　委　郝　静　李晓桂　刘　静　秦　娟

　　　　　王佳佳　张　芳

（以上排名不计先后，按姓氏音序排列）

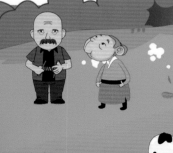

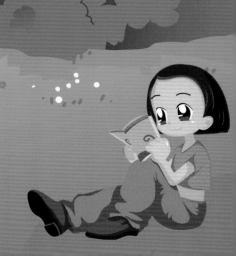

西藏人民出版社

前　言

　　丰台区疾病预防控制中心为传播健康知识和理念，引导公众建立健康生活习惯，策划编写了小胖孩的烦恼系列宣传作品。

　　本书中的主要角色是Sunny和小胖孩壮壮，Sunny是太阳花变成的小精灵，她是人类"健康小卫士"，肩负着传播健康正能量的使命。小胖孩壮壮是一位爱问"为什么？"的小学生，每当遇到困惑和烦恼时，就会想到他的好朋友Sunny。小胖孩壮壮遇到了什么烦恼呢？Sunny又是怎么帮他解决的呢？

　　小胖孩壮壮游泳后眼睛不适，不明白原因，在Sunny的引导下回顾了游泳经历。Sunny分析了游泳过程中可能出现的健康隐患，告诉壮壮应该注意的个人卫生防护问题。Sunny说游泳者应该"一看、二淋、三防护"、关注游泳场所水质检测结果、知道哪些疾病不能去游泳、了解游泳时必备的个人防护用品，并且为了游泳者健康，提倡泳前淋浴等保持池水水质卫生的个人行为。

让我们一起看看《小胖孩的烦恼之游泳卫生》吧。

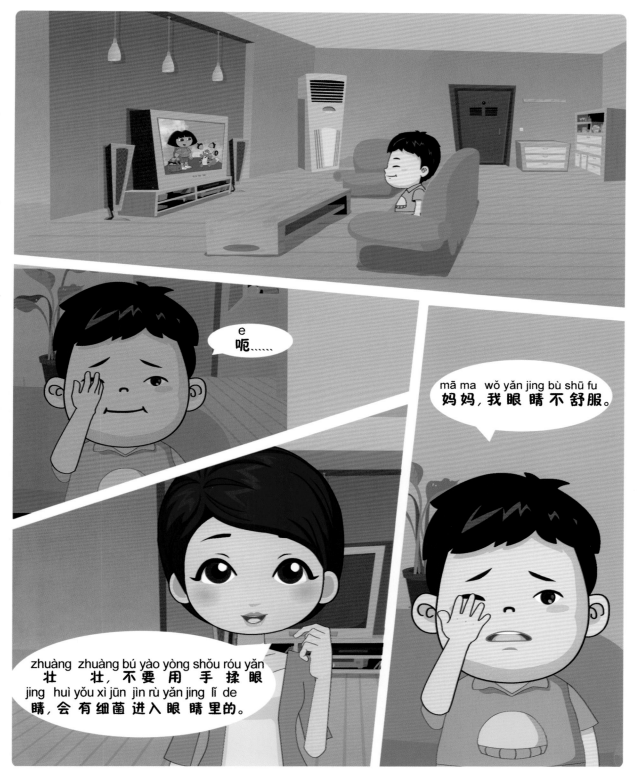

wǎn fàn hòu zhuàng zhuàng zuò zài shā fā shàng kàn dòng huà piān tū rán jué de yǎn jing bù shū fu
晚饭后，壮　壮　坐在沙发上　看动画片,突然觉得眼睛不舒服,
yì zhí yòng shǒu róu yǎn jing
一直用手揉眼睛。

1

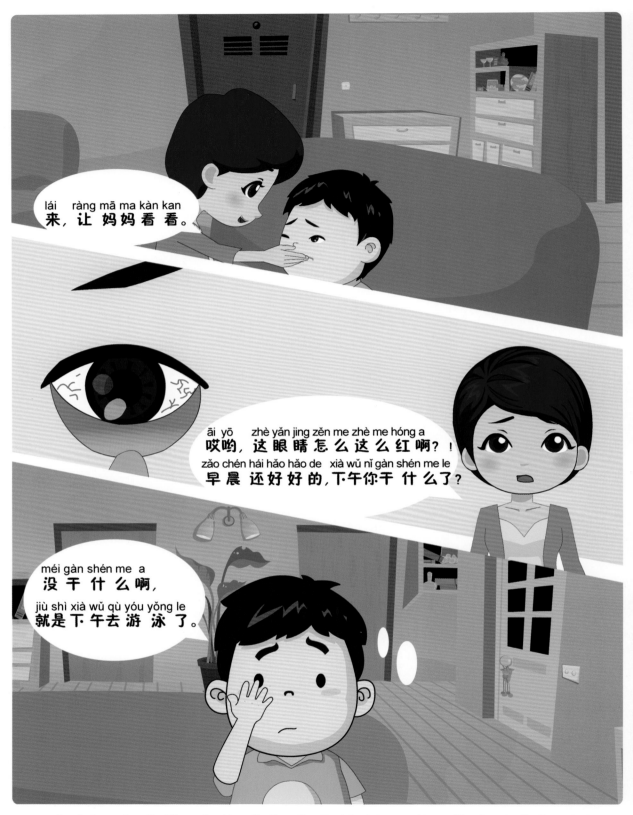

mā ma fān kāi tā de yǎn jiǎn　fā xiàn yǎn jing lǐ miàn hěn hóng　xiàng xiǎo tù zi yǎn jing yí yàng
妈妈翻开他的眼睑，发现眼睛里面很红，像小兔子眼睛一样。

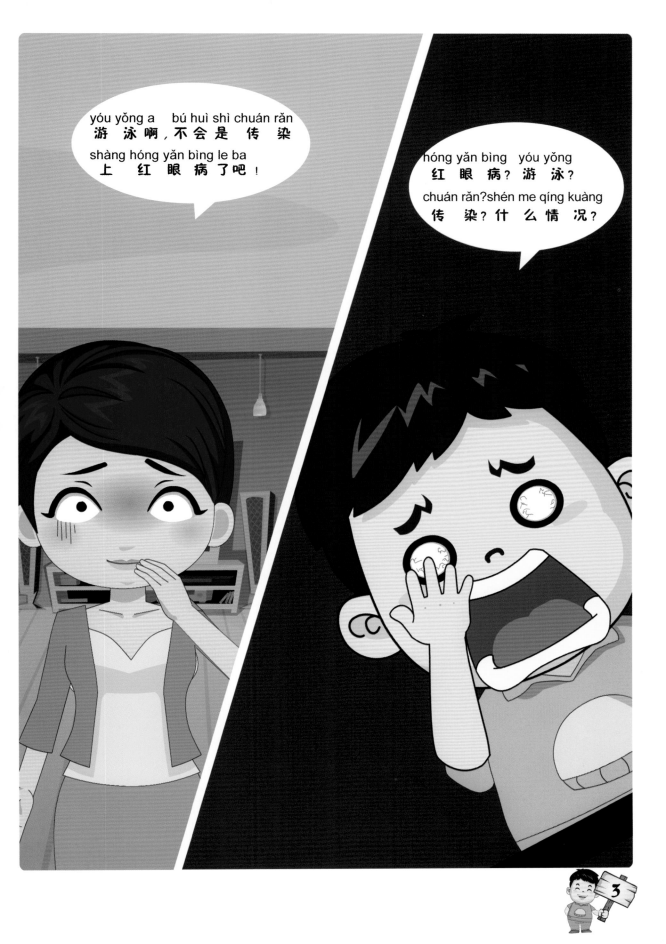

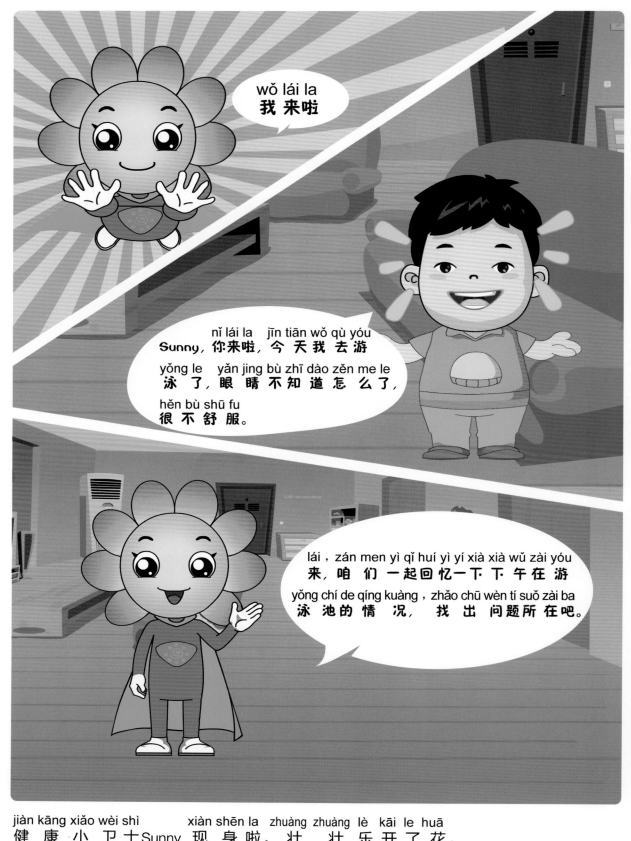

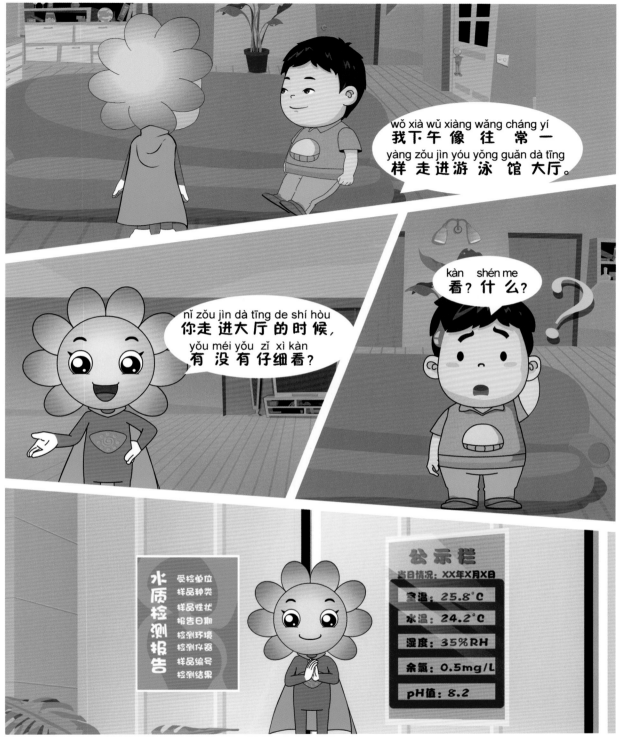

走进游泳馆大厅的时候，你应该看一下游泳馆有没有公示近一个月游泳池水的水质检测报告，还有游泳馆自己测量的室温、水温、余氯含量和pH值等。

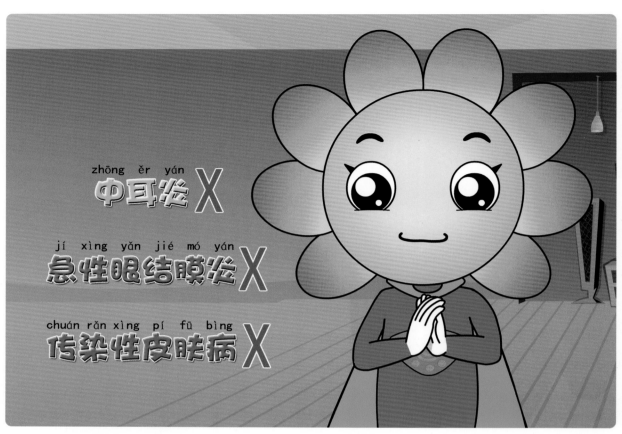

zhōng ěr yán
中耳炎 X

jí xìng yǎn jié mó yán
急性眼结膜炎 X

chuán rǎn xìng pí fū bìng
传染性皮肤病 X

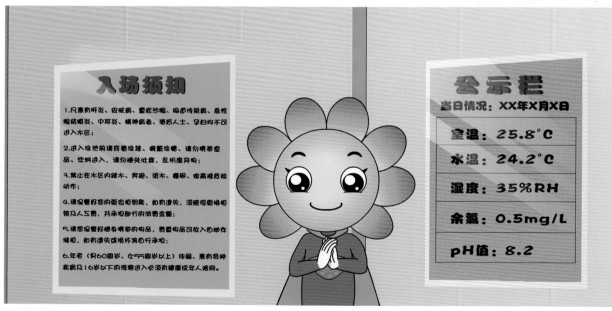

入场须知

1.凡患有呼吸病、皮肤病、重症沙眼、肠道传染病、急性眼结膜炎、中耳炎、精神病者、酒后人士、孕妇均不可进入水区；

2.进入泳池前请穿着泳装、佩戴泳帽、请勿携带食品、饮料进入，请勿随处吐痰、乱扔废弃物；

3.禁止在水区内跳水、奔跑、泼水、嬉闹、做高难危险动作；

4.请您保管好您的更衣柜钥匙，如有遗失，须赔偿更换柜锁及人工费，并承担部分的消费金额；

5.请您保管好随身携带的物品，贵重物品可放入自助存储柜，如有遗失或损坏将自行承担；

6.年老（男60周岁、女55周岁以上）体弱、患有各种疾病及16岁以下的游客进入必须有健康成年人陪同。

公示栏

当日情况：XX年X月X日

室温：25.8°C

水温：24.2°C

湿度：35%RH

余氯：0.5mg/L

pH值：8.2

tóng shí　zuò wéi yì míng yóu yǒng zhě　wǒ men hái yào zhī dào　zhōng ěr yán　jí xìng yǎn jié mó
同时，作为一名游泳者，我们还要知道，中耳炎、急性眼结膜
yán　chuán rǎn xìng pí fū bìng shì yóu yǒng jìn jì zhèng　zhè xiē huàn zhě rú guǒ qù yóu yǒng bù
炎、传染性皮肤病是游泳禁忌症。这些患者如果去游泳，不
jǐn huì jiā zhòng bìng qíng　hái róng yì bǎ bìng chuán rǎn gěi bié rén
仅会加重病情，还容易把病传染给别人。

6

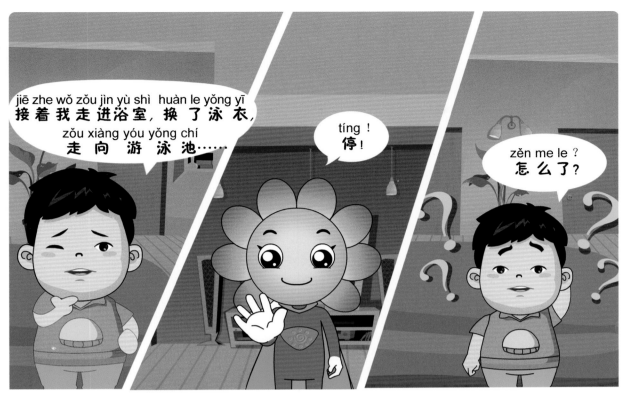

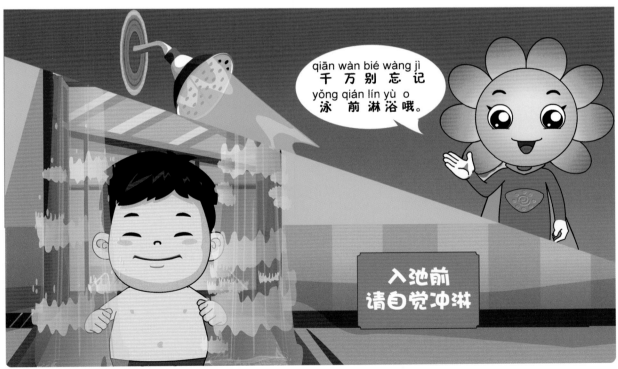

yóu yǒng qián yòng shāo dī yú tǐ wēn de shuǐ jìn xíng lín yù huì ràng shēn tǐ shì yìng shuǐ wēn rú guǒ tū rán
游泳前用稍低于体温的水进行淋浴会让身体适应水温，如果突然
jìn rù yǒng chí yǒu kě néng yǐn qǐ zhī tǐ chōu jīn xīn zàng tíng tiào xiū kè shèn zhì zào chéng nì shuǐ
进入泳池，有可能引起肢体抽筋，心脏停跳休克，甚至造成溺水
sǐ wáng
死亡。

7

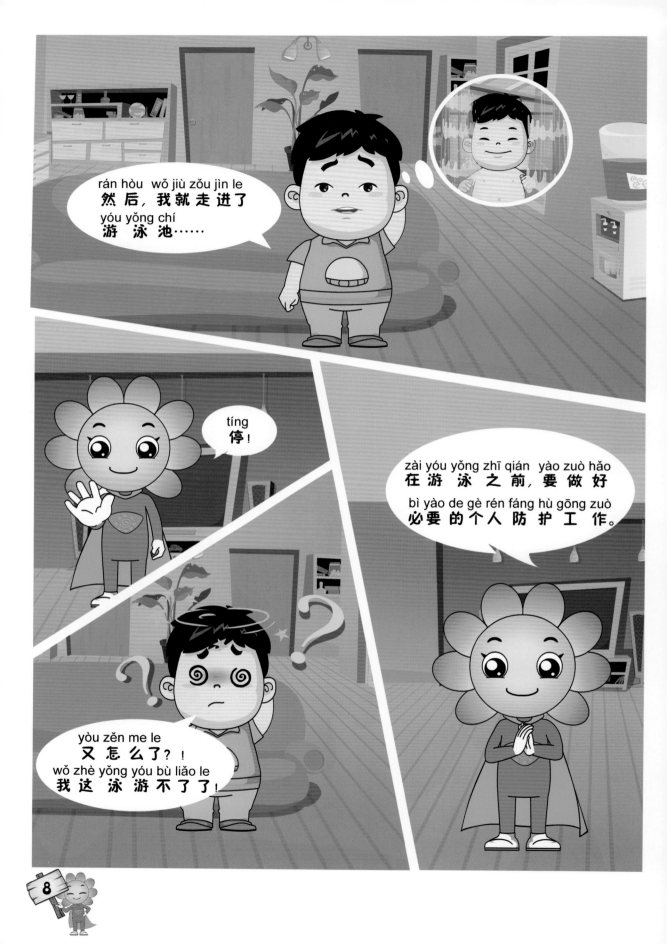

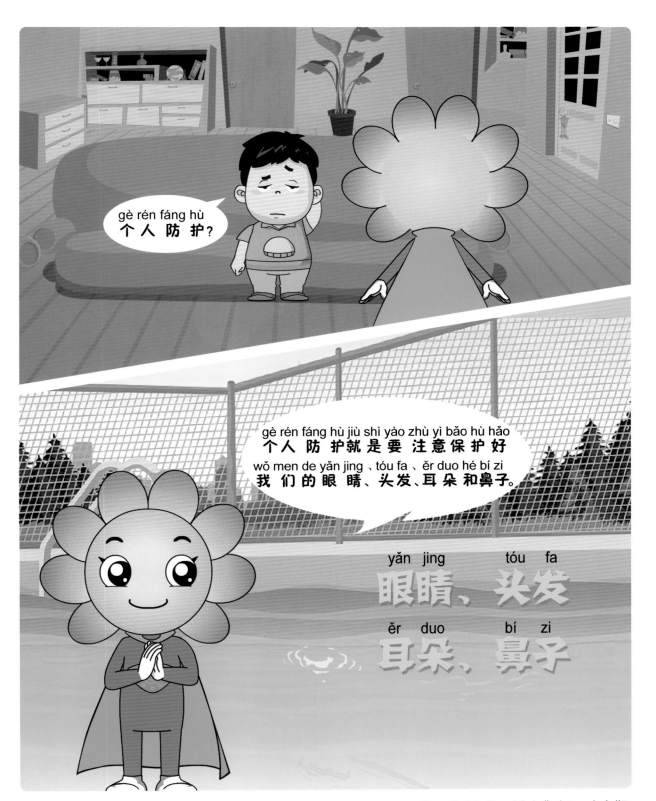

gè rén fáng hù
个人 防护?

gè rén fáng hù jiù shì yào zhù yì bǎo hù hǎo
个人 防护 就是要 注意保护好
wǒ men de yǎn jing、tóu fa、ěr duo hé bí zi
我们的眼睛、头发、耳朵和鼻子。

yǎn jing　　　　tóu fa
眼睛、头发
ěr duo　　　bí zi
耳朵、鼻子

nǐ zhī dào ma　wèi le bǎo zhèng yóu yǒng chí shuǐ de wèi shēng ān quán　dà bù fèn chí shuǐ zhōng huì jiā
你知道吗? 为了保 证 游泳 池水的卫 生 安 全,大部分池水 中 会加
rù yí dìng nóng dù de hán lǜ xiāo dú jì　suǒ yǐ　yào zuò hǎo bì yào de gè rén fáng hù gōng zuò
入一定浓 度的含氯消毒剂。所以,要做好必要的个人防护工作。

9

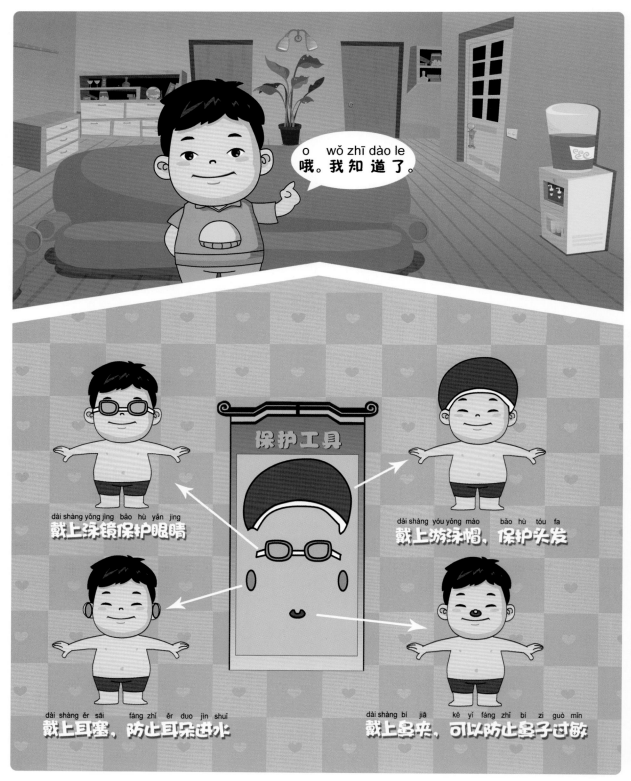

先戴上泳镜保护眼睛。再戴上游泳帽，保护头发。还可以戴上耳塞，防止耳朵进水。戴上鼻夹，可以防止鼻子过敏。

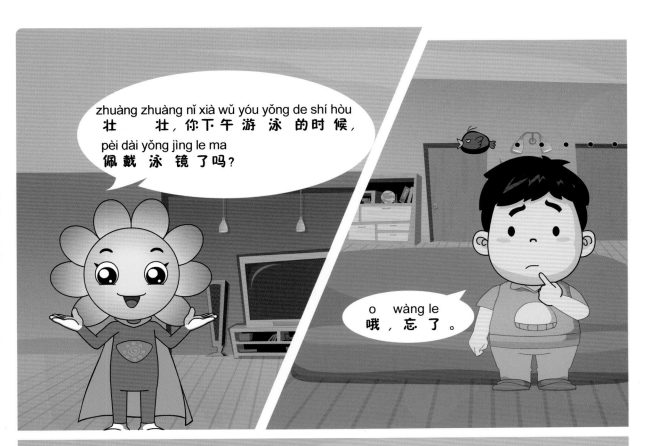

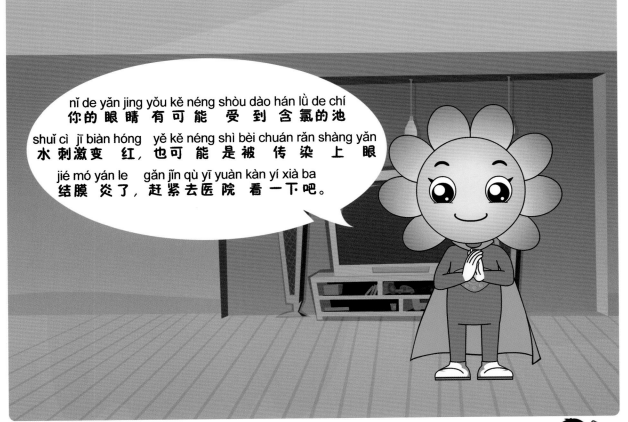

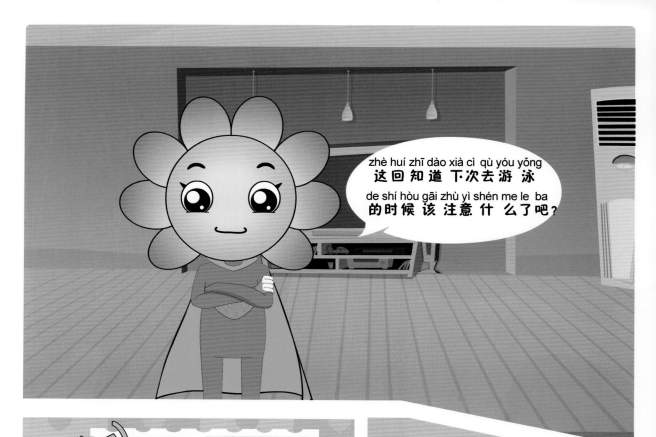

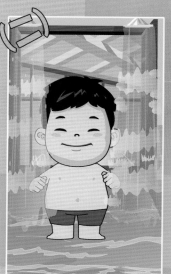

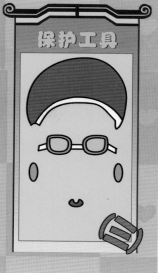

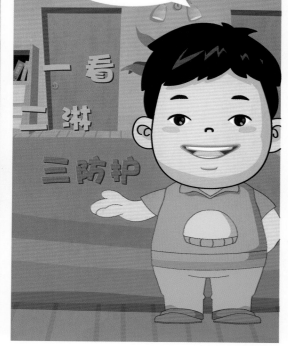

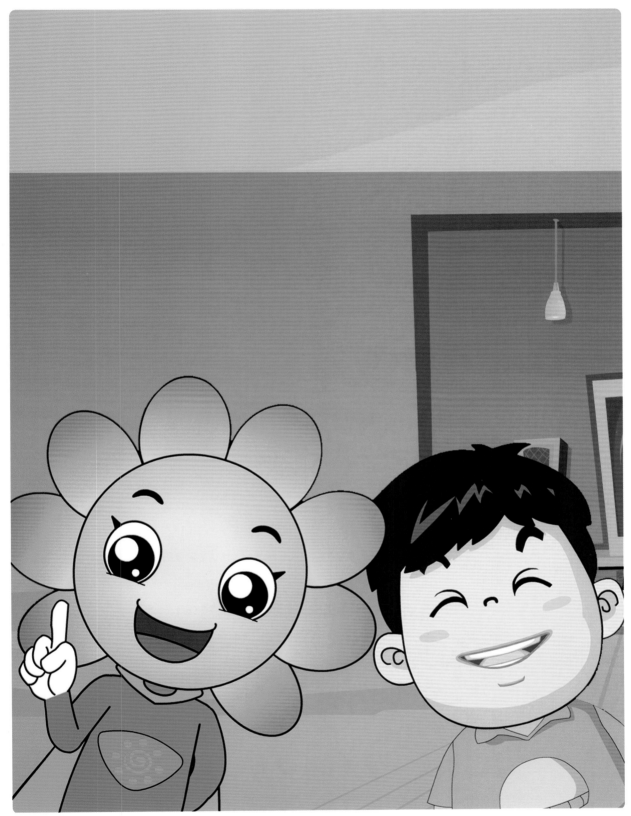

guān ài zì jǐ　ài hù tā rén　yóu yǒng ān quán nǐ wǒ tā　zì jué xíng dòng kào dà jiā
关爱自己，爱护他人，游泳安全你我他，自觉行动靠大家。

图书在版编目（CIP）数据

小胖孩的烦恼 / 丰台区疾病预防控制中心编著.
—拉萨：西藏人民出版社，2016.9
ISBN 978-7-223-05277-1

Ⅰ.①小… Ⅱ.①丰… Ⅲ.①小儿疾病－肥胖病－防治
Ⅳ.①R723.12

中国版本图书馆CIP数据核字（2016）第214441号

小胖孩的烦恼

作　　者	北京市丰台区疾病预防控制中心	
责任编辑	何卫峰	
装帧设计	崔　简　马天跃　陈少华	
出　　版	西藏人民出版社	
社　　址	拉萨市林廓北路23号　　邮政编码：850000	
	北京发行部：100013　北京市东土城路8号	
	林达大厦A座13层　电话：010-64466847	
	打击盗版：0891-6649998　13801174584	
印　　刷	北京彩虹伟业印刷有限公司	
经　　销	全国新华书店	
开　　本	16开（787×1 092）	字　　数　5 千
印　　张	6.75	
版　　次	2016年9月第1版第1次印刷	
标准书号	ISBN 978-7-223-05277-1	
定　　价	48.00 元（全6册）	

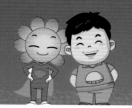

小胖孩的烦恼

消毒液的使用

北京市丰台区疾病预防控制中心 编著

主　　编　李　洁

副 主 编　谢彧洋　信振江　张建军　赵　静

执行主编　黄儒婷　敬燕燕　肖贵勇

编　　委　郝　静　李晓桂　刘　静　秦　娟

　　　　　王佳佳　张　芳

（以上排名不计先后，按姓氏音序排列）

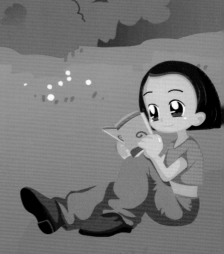

西藏人民出版社

丰台区疾病预防控制中心简介

丰台区疾病预防控制中心于2001年12月28日挂牌成立，位于北京市丰台区西安街3号。中心是丰台区卫计委领导下的区级卫生事业单位，属于非营利性医疗卫生服务机构。

中心的主要职能有八项，分别是：

一、 疾病预防与控制；

二、 突发公共卫生事件应急处理；

三、 疫情报告与健康相关因素管理；

四、 健康危害因素监测与干预；

五、 实验室检测分析与评价；

六、 重大活动的公共卫生保障；

七、 健康教育与健康促进；

八、 技术服务管理与应用研究指导。

中心以"团结、务实、创新、争先"为宗旨，常年围绕饮用水卫生、食品卫生、环境卫生、职业卫生、放射卫生、学校卫生、传染病、慢性病、地方病、学生常见病、职业病开展监测、评估、干预、健康教育等工作，同时承担了重大活动、重要赛事、重大灾害的应急保障工作。

本册书中"健康小卫士"Sunny是疾控中心形象的化身，作为太阳花精灵，她的8个花瓣代表着中心的八大职责，整体象征着绿色、健康、阳光和快乐。它向人们传播健康知识和理念，引导大众摒弃不良生活习惯。

前 言

丰台区疾病预防控制中心为传播健康知识和理念，引导公众建立健康生活习惯，策划编写了小胖孩的烦恼系列宣传作品。

本书中的主要角色是Sunny和小胖孩壮壮，Sunny是太阳花变成的小精灵，她是人类"健康小卫士"，肩负着传播健康正能量的使命。小胖孩壮壮是一位爱问"为什么？"的小学生，每当遇到困惑和烦恼时，就会想到他的好朋友Sunny。小胖孩壮壮遇到了什么烦恼呢？Sunny又是怎么帮他解决的呢？

小胖孩壮壮在学校学习到了清洗消毒饮水机的知识，回家后告诉爸爸妈妈每三个月至少清洗消毒饮水机一次。当全家准备动手消毒家里的饮水机时，却发现不知道什么消毒液适合用于饮水机的消毒，消毒液如何配比和使用。这个时候健康小卫士Sunny及时出现了。让我们一起看看《小胖孩的烦恼之消毒液的使用》吧。

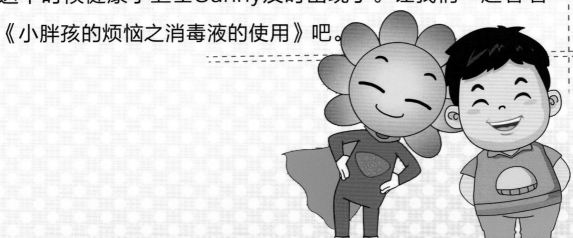

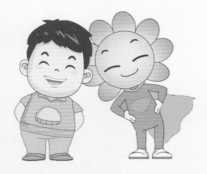

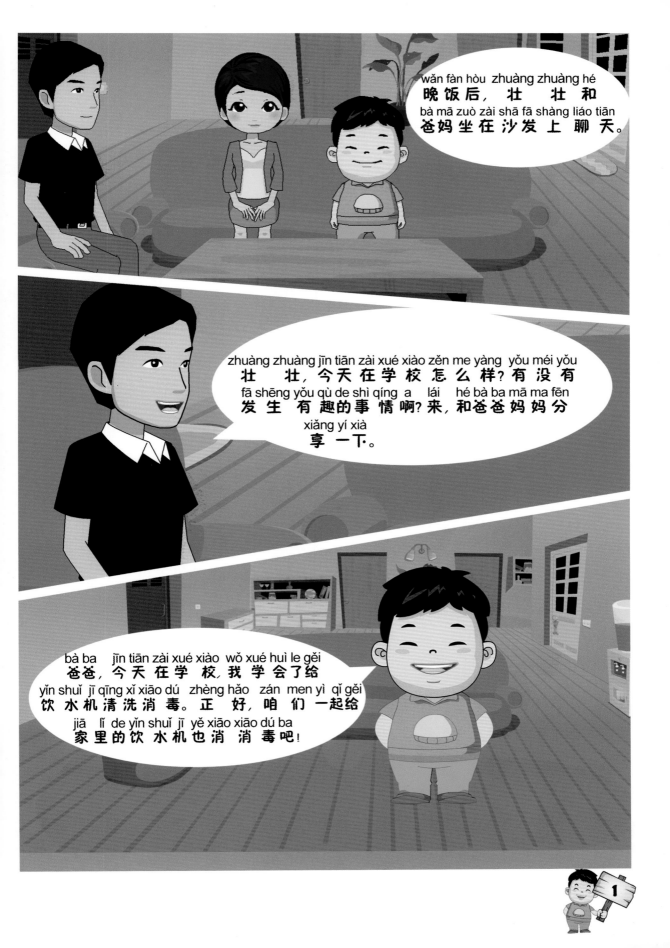

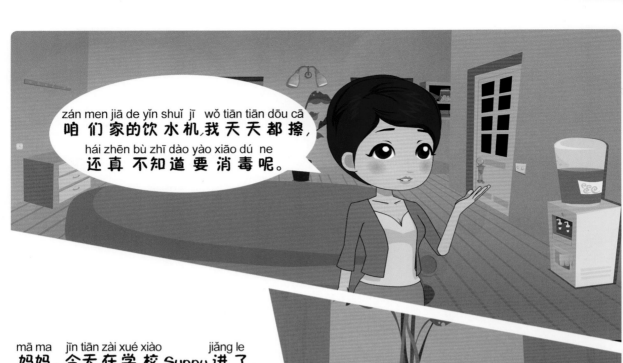

zán men jiā de yǐn shuǐ jī wǒ tiān tiān dōu cā
咱们家的饮水机我天天都擦，
hái zhēn bù zhī dào yào xiāo dú ne
还真不知道要消毒呢。

mā ma jīn tiān zài xué xiào jiǎng le
妈妈，今天在学校Sunny讲了，
yǐn shuǐ jī guāng cā wài biǎo miàn kě bù xíng
饮水机光擦外表面可不行。
yǐn shuǐ jī rú guǒ cháng shí jiān bù qīng xǐ xiāo dú
饮水机如果长时间不清洗消毒，
huì zī shēng xì jūn wēi hài shēn tǐ jiàn kāng
会滋生细菌，危害身体健康。
yǐn shuǐ jī zhì shǎo gè yuè qīng xǐ xiāo dú yí cì
饮水机至少3个月清洗消毒一次。

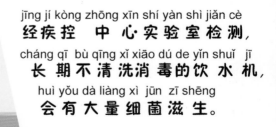

jīng jí kòng zhōng xīn shí yàn shì jiǎn cè
经疾控 中心实验室检测，
cháng qī bù qīng xǐ xiāo dú de yǐn shuǐ jī
长期不清洗消毒的饮水机，
huì yǒu dà liàng xì jūn zī shēng
会有大量细菌滋生。

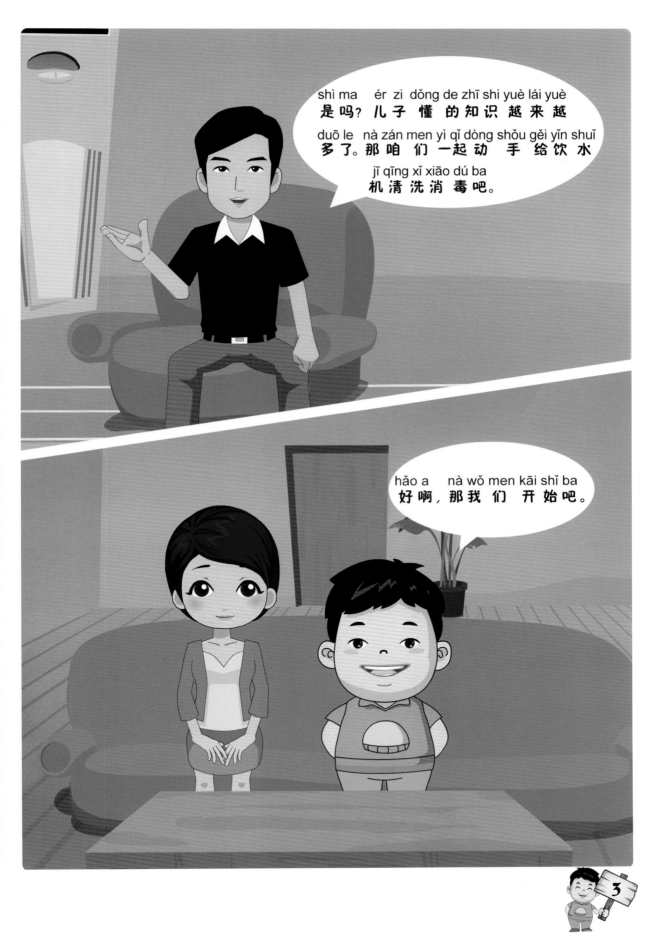

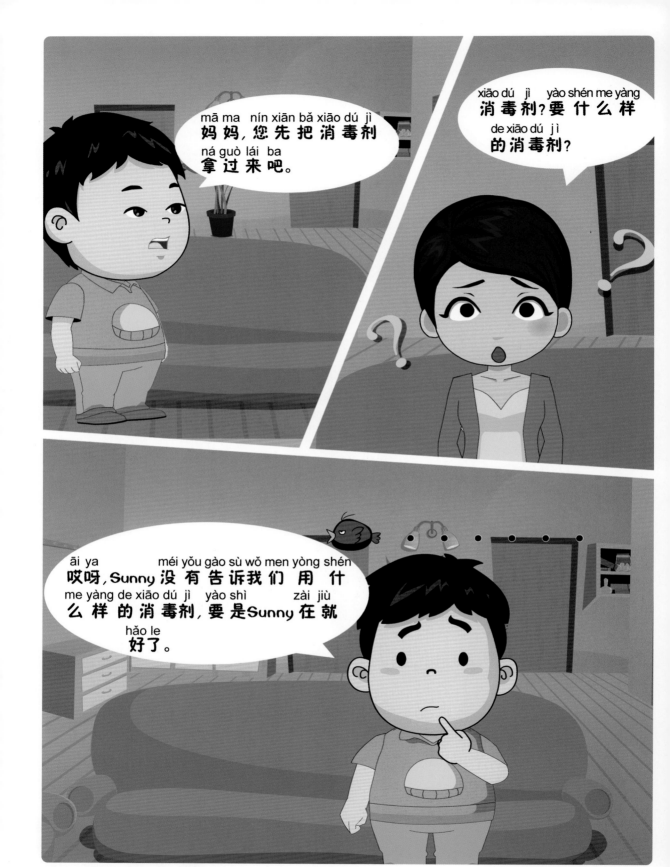

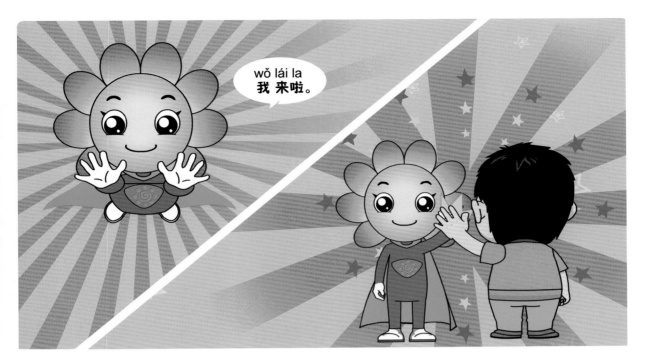

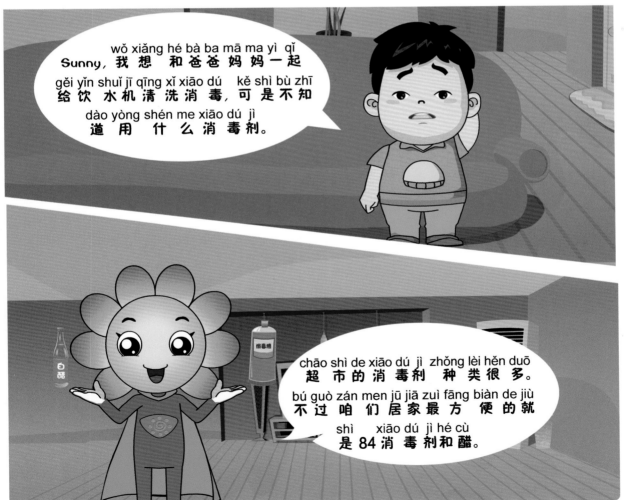

5

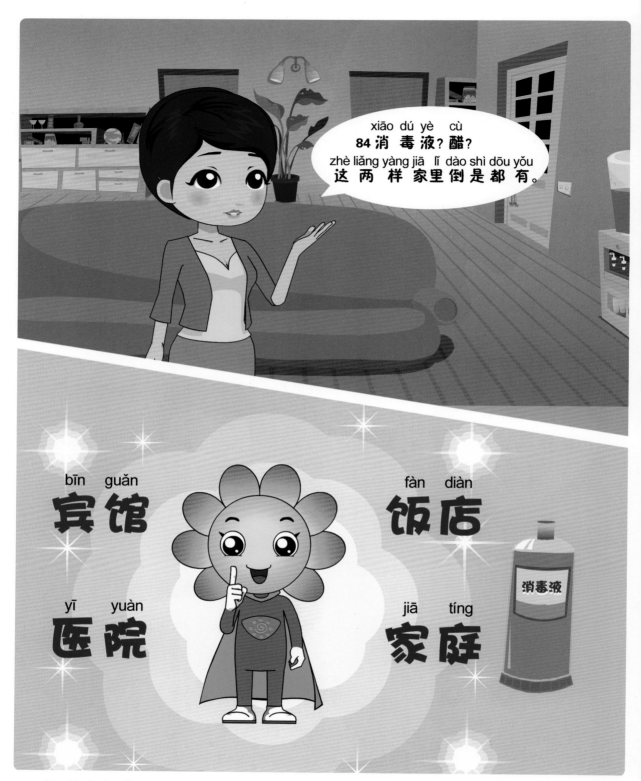

xiāo dú yè jù yǒu hěn qiáng de yǎng huà xìng bèi guǎng fàn yòng yú bīn guǎn fàn diàn yī yuàn jiā
"84消毒液具有很强的氧化性,被广泛用于宾馆、饭店、医院、家

tíng de wèi shēng xiāo dú xiāo dú xiào guǒ bǐ jiào hǎo dàn shì yǒu yí dìng de cì jī xìng wèi dào
庭的卫生消毒。消毒效果比较好,但是有一定的刺激性味道。"

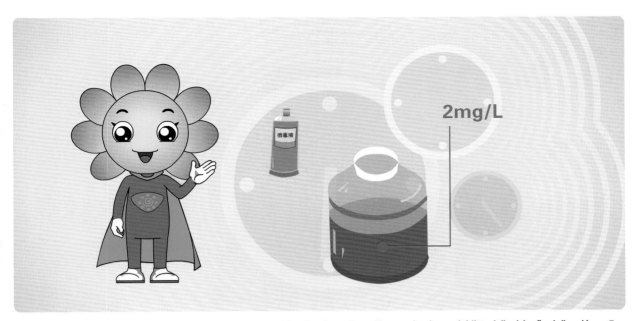

2mg/L

lìng wài   xiāo dú yè xiāo dú xiào guǒ hé xiāo dú   jì de nóng dù   zuò yòng shí jiān kě shì yǒu hěn dà guān
"另外，消毒液消毒效果和消毒剂的浓度、作用时间可是有很大关

xi de   yǐn shuǐ jī xiāo dú xū yào bǎ xiāo dú yè àn zhào shuō míng xī shì dào   de nóng dù   xiāo dú
系的，饮水机消毒需要把消毒液按照 说 明稀释到2mg/L的浓度，消毒

shí jiān   fēn zhōng zuǒ yòu
时间60分 钟 左 右。"

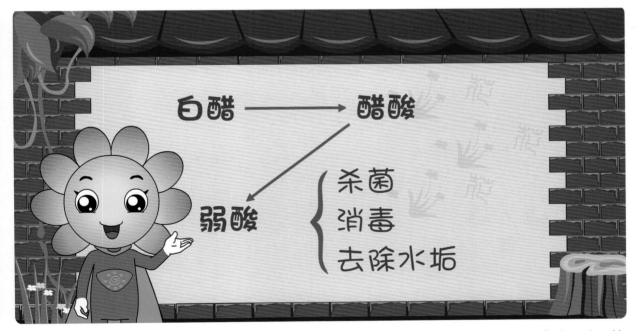

cù lǐ miàn hán yǒu cù suān   yě shì ruò suān xìng de   kě yǐ shā jūn   xiāo dú hé chú qù shuǐ gòu   xiāo dú
"醋里面 含 有醋酸，也是弱 酸 性的，可以杀菌、消毒和除去水垢。消毒

qiáng dù suī rán méi yǒu   xiāo dú yè nà me gāo   dàn shì shǐ yòng qǐ lái xiāng duì ān quán   yòng cù xiāo dú
强 度虽然没有84消毒液那么高，但是使用起来相 对安全。用醋消毒

de shí hòu bú yòng xī shì   zhí jiē yòng jiù kě yǐ
的时候不用稀释，直接用就可以。"

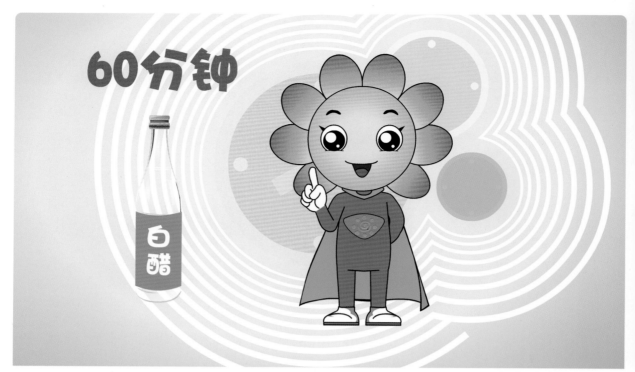

60分钟

jì de yòng cù xiāo dú de shí hòu jìn kě néng xuǎn zé nóng dù bǐ jiào gāo de cù xiāo dú xiào guǒ huì gèng
"记得用 醋消毒的时候尽可能 选 择浓度比较高的醋,消毒效果会更
hǎo xiāo dú shí jiān fēn zhōng zuǒ yòu yě kě yǐ shì dāng yán cháng yì xiē shí jiān xiào guǒ huì gèng hǎo
好,消毒时间60分 钟 左右,也可以适当延 长 一些时间,效果会更好。"

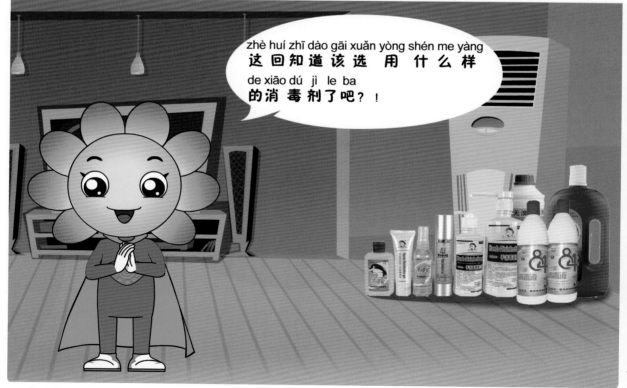

zhè huí zhī dào gāi xuǎn yòng shén me yàng
这 回知道该选 用 什么样
de xiāo dú jì le ba
的消 毒剂了吧?!

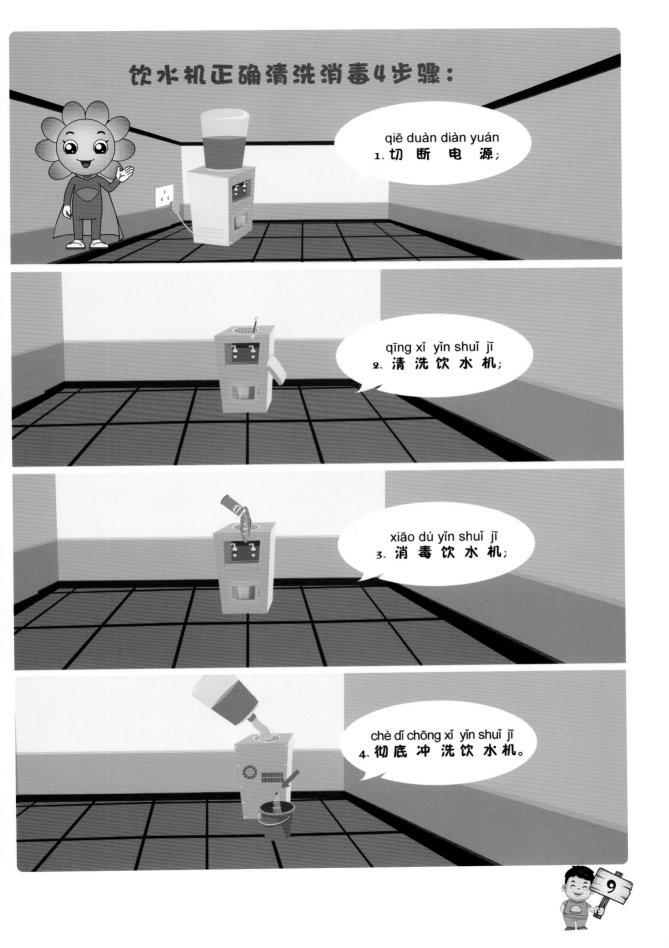

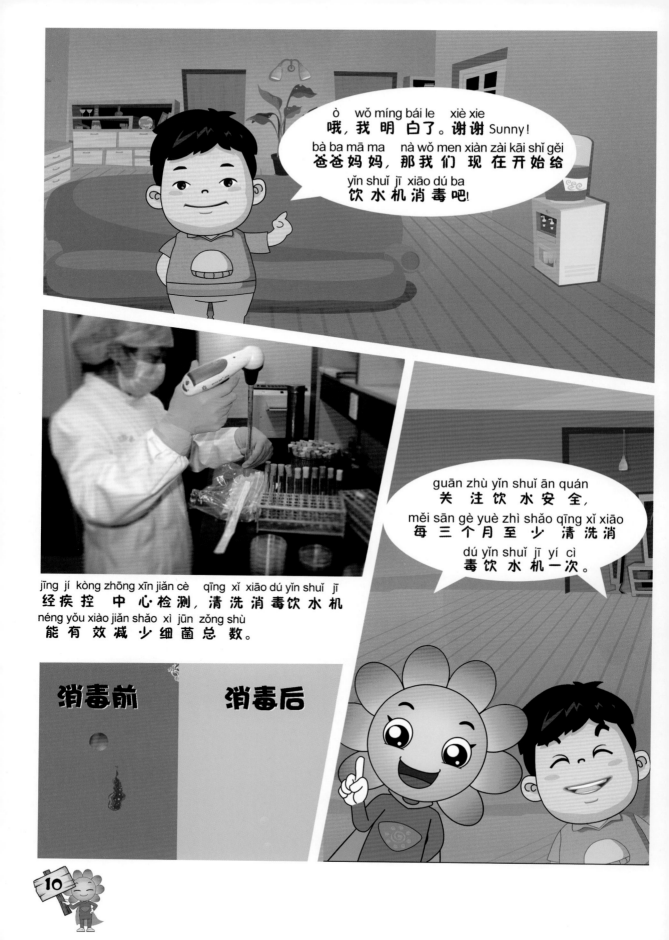

哦，我明白了。谢谢 Sunny！爸爸妈妈，那我们现在开始给饮水机消毒吧!

关注饮水安全，每三个月至少清洗消毒饮水机一次。

经疾控中心检测，清洗消毒饮水机能有效减少细菌总数。

消毒前　　消毒后

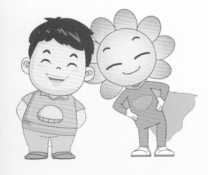

图书在版编目（CIP）数据

小胖孩的烦恼 / 丰台区疾病预防控制中心编著.
—拉萨：西藏人民出版社，2016.9

ISBN 978-7-223-05277-1

Ⅰ.①小… Ⅱ.①丰… Ⅲ.①小儿疾病 – 肥胖病 – 防治

Ⅳ.①R723.12

中国版本图书馆CIP数据核字（2016）第214441号

小胖孩的烦恼

作　　者　北京市丰台区疾病预防控制中心

责任编辑　何卫峰

装帧设计　崔　简　　马天跃　　陈少华

出　　版　西藏人民出版社

社　　址　拉萨市林廓北路23号　　邮政编码：850000

　　　　　北京发行部：100013　北京市东土城路8号

　　　　　林达大厦A座13层　　电话：010-64466847

　　　　　打击盗版：0891-6649998　13801174584

印　　刷　北京彩虹伟业印刷有限公司

经　　销　全国新华书店

开　　本　16开（787×1 092）　　字　　数　5千

印　　张　6.75

版　　次　2016年9月第1版第1次印刷

标准书号　ISBN 978-7-223-05277-1

定　　价　48.00元（全6册）

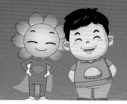

小胖孩的烦恼

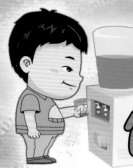

饮水机消毒

北京市丰台区疾病预防控制中心　编著

主　　编　　李　洁

副主编　　谢彧洋　信振江　张建军　赵　静

执行主编　　黄儒婷　敬燕燕　肖贵勇

编　　委　　郝　静　李晓桂　刘　静　秦　娟

　　　　　　王佳佳　张　芳

（以上排名不计先后，按姓氏音序排列）

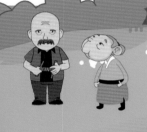

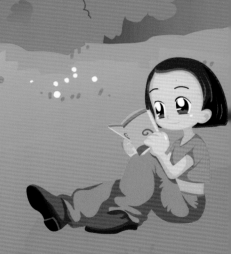

西藏人民出版社

前 言

丰台区疾病预防控制中心为传播健康知识和理念，引导公众建立健康生活习惯，策划编写了小胖孩的烦恼系列宣传作品。

本书中的主要角色是Sunny和小胖孩壮壮，Sunny是太阳花变成的小精灵，她是人类"健康小卫士"，肩负着传播健康正能量的使命。小胖孩壮壮是一位爱问"为什么？"的小学生，每当遇到困惑和烦恼时，就会想到他的好朋友Sunny。小胖孩壮壮遇到了什么烦恼呢？Sunny又是怎么帮他解决的呢？

随着群众生活水平和饮水卫生意识的提高，饮水机已走进千家万户。许多人认为桶装水更卫生，却不知道饮水机使用很长时间后，不清洗、不消毒，会对桶装水造成二次污染。小胖孩壮壮课间喝水时水杯中出现了异物，很是困惑，Sunny给壮壮和同学们介绍了饮水机清洗消毒的必要性及步骤。让我们一起看看《小胖孩的烦恼之饮水机消毒》吧。

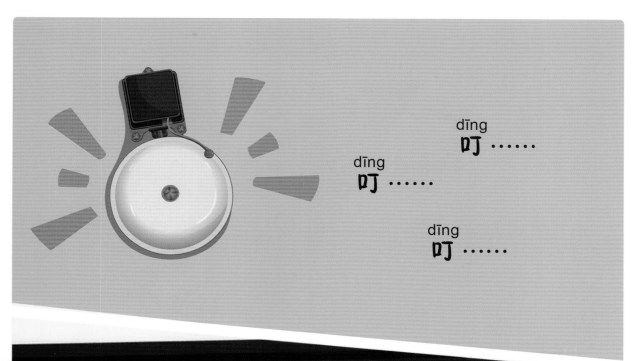

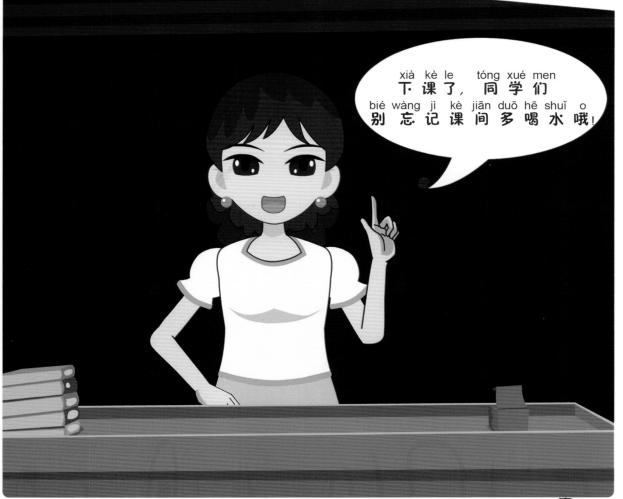

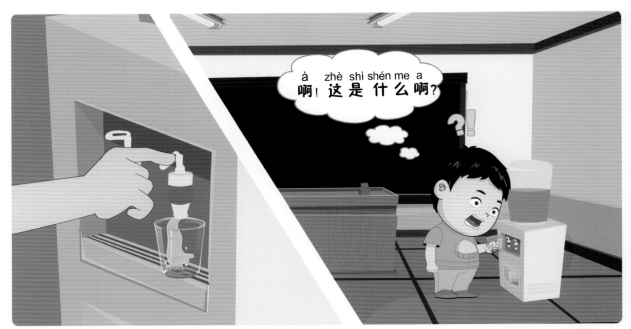

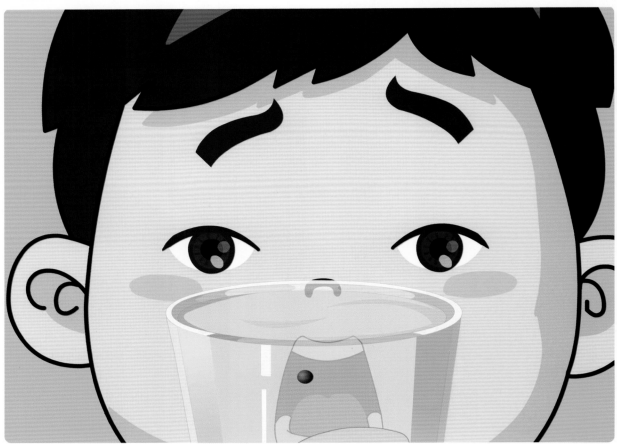

zhuàng zhuàng ná zhe shuǐ bēi qù jiē shuǐ   jiē wán shuǐ zhī hòu   fā xiàn shàng miàn piāo fú le jǐ gè
壮　壮　拿　着　水　杯　去　接　水。接　完　水　之　后，发　现　上　面　漂　浮　了　几　个
xiǎo hēi diǎn
小　黑　点。

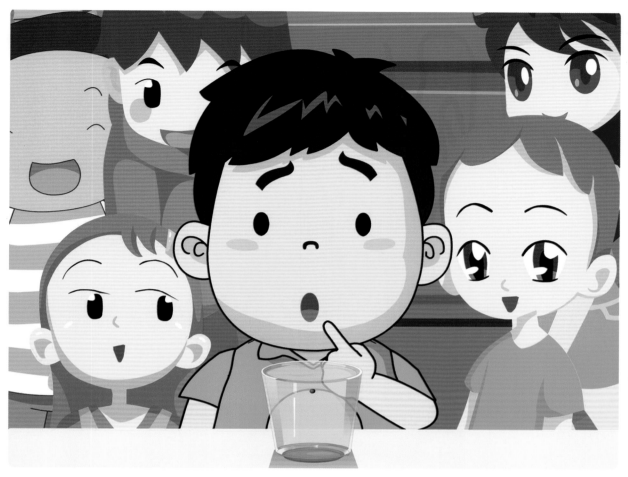

yí   zhè shì shén me   zhuàng zhuàng hěn nà mèn bǎ bēi zi fàng zài zhuō zi shàng   zǐ xì guān
"咦，这是什么？"壮　壮很纳闷，把杯子放在桌子上，仔细观
kàn   bié de tóng xué yě wéi guò lái   qī zuǐ bā shé de tǎo lùn
看。别的同学也围过来，七嘴八舌地讨论。

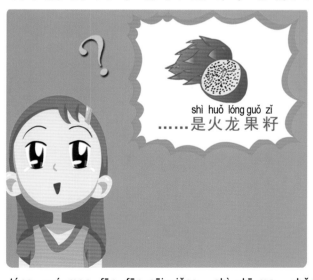

shì huǒ lóng guǒ zǐ
……是火龙果籽

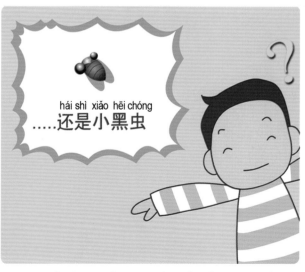

hái shì xiǎo hēi chóng
……还是小黑虫

tóng xué men fēn fēn cāi xiǎng   shì zhī ma   zhǒng zi   huǒ lóng guǒ zǐ   hái shì xiǎo hēi chóng
同 学 们 纷 纷 猜 想：是 芝 麻？种 子？火 龙 果 籽？还 是 小 黑 虫？

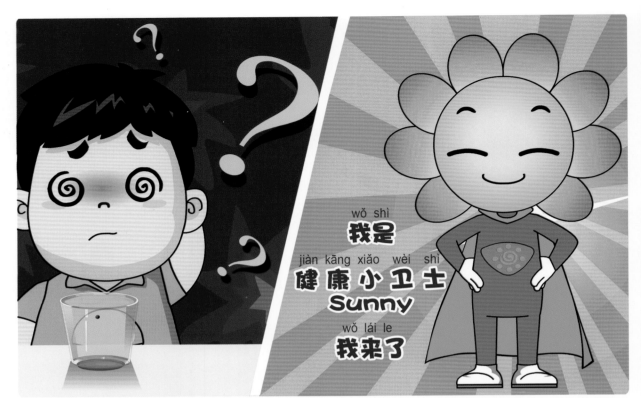

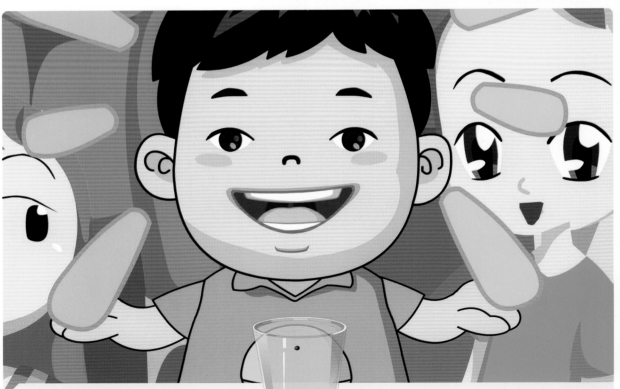

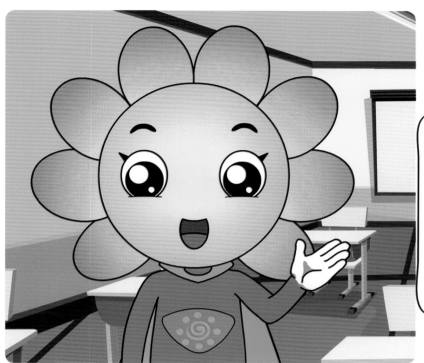

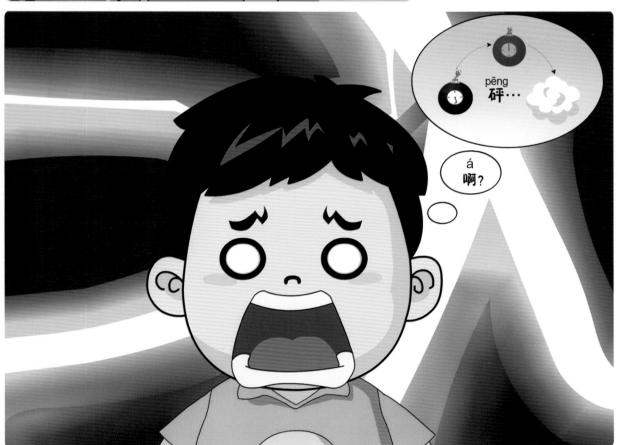

被污染的饮水机就像一个"定时炸弹"在威胁着我们的健康。

5

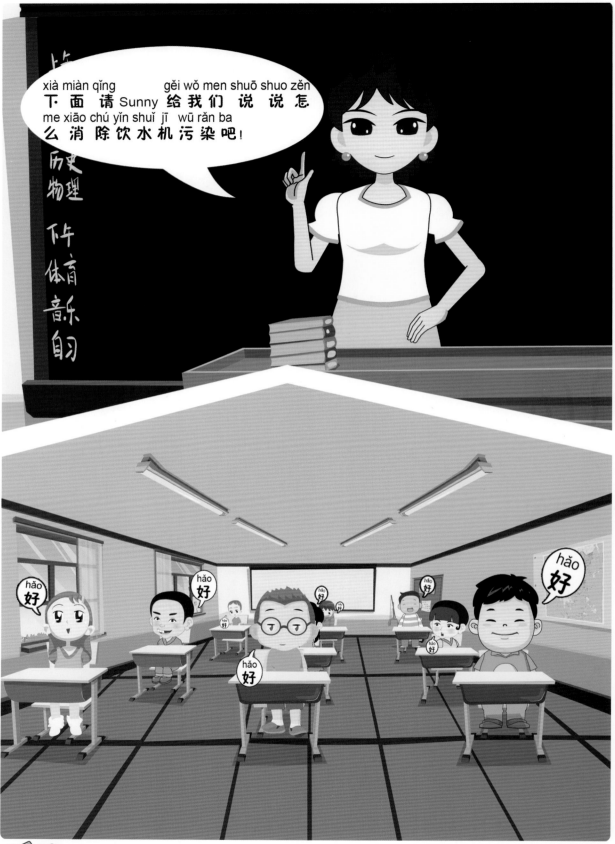

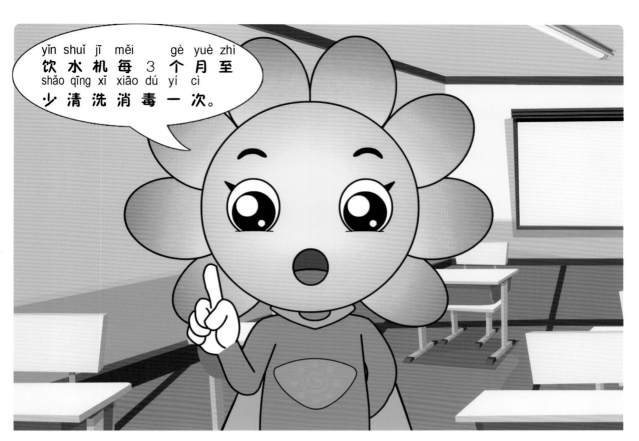

饮水机每3个月至少清洗消毒一次。

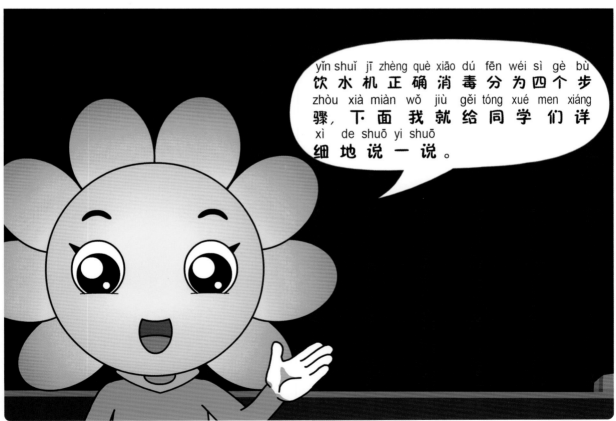

饮水机正确消毒分为四个步骤，下面我就给同学们详细地说一说。

7

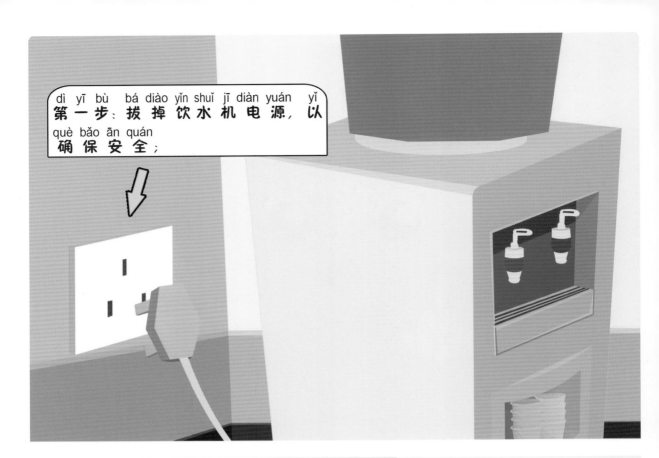

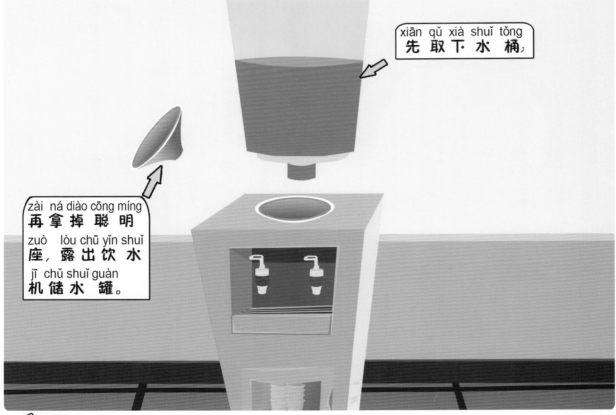

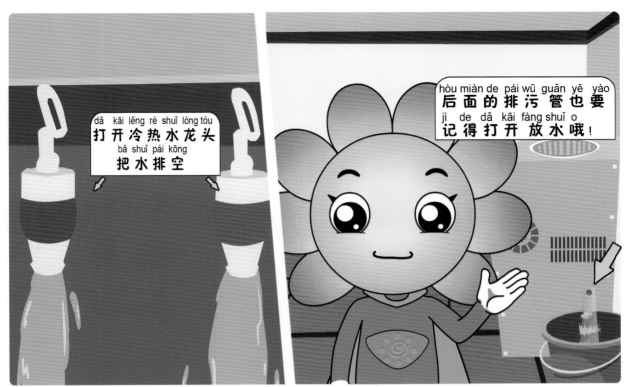

同学们要注意：只有把后面的排污管打开，饮水机内胆和管路
里的水才能彻底排放干净，这是大家最容易忽视的地方。

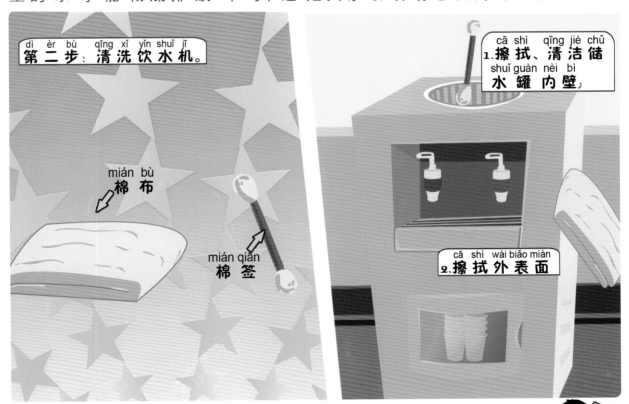

9

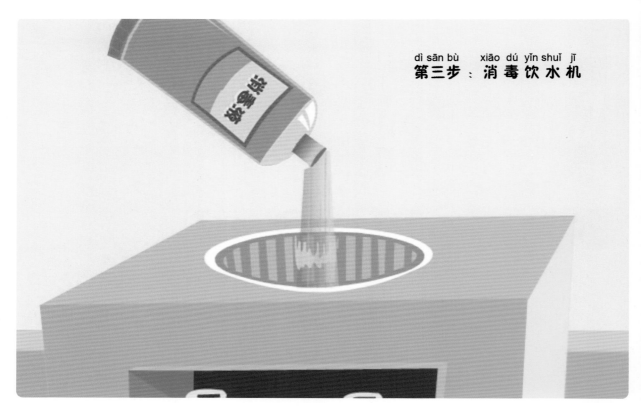

xiān jiāng yǐn shuǐ jī nèi dǎn jiā rù hé shì nóng dù de xiāo dú jì ràng xiāo dú jì chōng yíng zhěng gè
先 将 饮 水 机 内 胆 加 入 合 适 浓 度 的 消 毒 剂，让 消 毒 剂 充 盈 整 个
qiāng tǐ   zhù yì cōng míng zuò yě yào fàng zài xiāo dú yè lǐ jìn pào   fēn zhōng o
腔 体。注意：聪 明 座 也 要 放 在 消 毒 液 里 浸 泡 60 分 钟 哦!

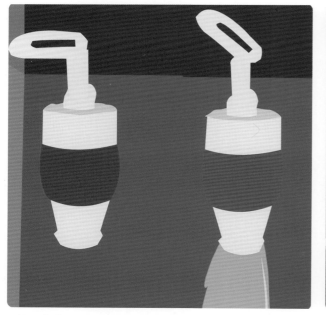

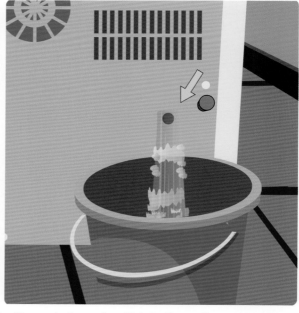

wèi què rèn xiāo dú jì chōng mǎn zhěng gè qiāng tǐ jí guǎn dào yí dìng yào dǎ kāi yǐn shuǐ jī qián miàn
为 确 认 消 毒 剂 充 满 整 个 腔 体 及 管 道，一 定 要 打 开 饮 水 机 前 面
lěng rè shuǐ lóng tóu jí hòu miàn pái wū guǎn jiǎn chá yí xià qián hòu dōu yào yǒu shuǐ liú chū
冷 热 水 龙 头 及 后 面 排 污 管，检 查 一 下，前 后 都 要 有 水 流 出。

10

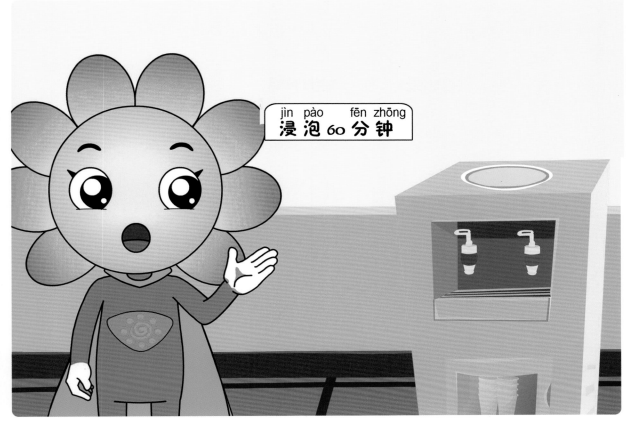

jìn pào shí jiān zú gòu cái néng bǎo zhèng xiāo dú xiào guǒ tóng xué men yào yǒu nài xīn o
浸泡时间足够，才能保证消毒效果，同学们要有耐心哦。

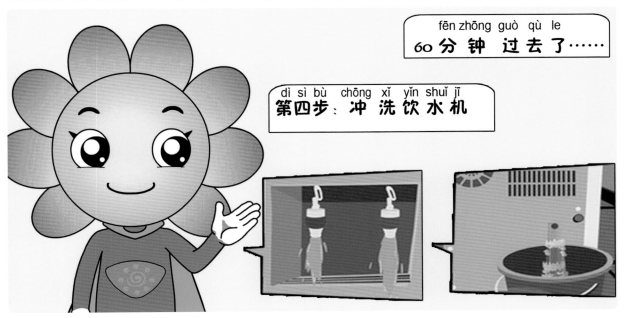

dì sì bù dǎ kāi yǐn shuǐ jī qián miàn lěng rè shuǐ lóng tóu jí hòu miàn pái wū guǎn fàng kōng xiāo
第四步：打开饮水机前面冷热水龙头及后面排污管放空消

dú jì
毒剂。

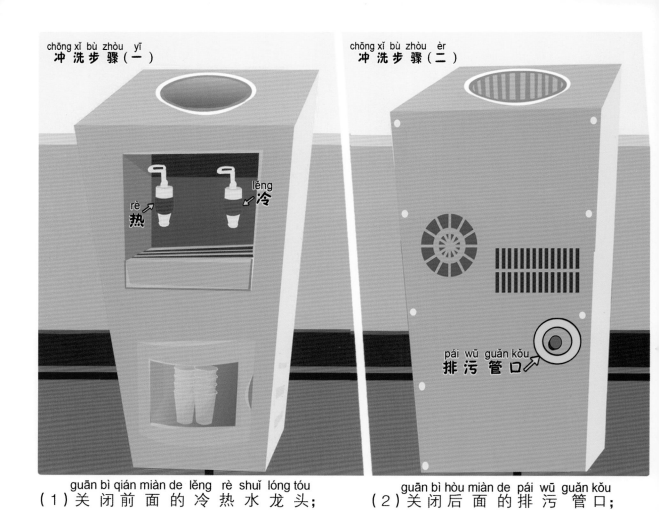

rè
热

lěng
冷

pái wū guǎn kǒu
排污管口

guān bì qián miàn de lěng rè shuǐ lóng tóu
（1）关闭前面的冷热水龙头；

guān bì hòu miàn de pái wū guǎn kǒu
（2）关闭后面的排污管口；

qīng shuǐ
清水

dào mǎn
倒满

shuǐ cáo dào mǎn shuǐ yòng dà liàng qīng shuǐ chōng xǐ
（3）水槽倒满水，用大量清水冲洗。

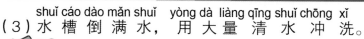

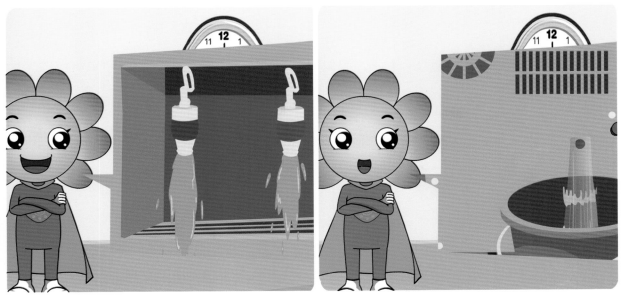

rán hòu dǎ kāi qián miàn lěng rè shuǐ guǎn　yǒu shuǐ liú chū hòu　zài dǎ kāi yǐn shuǐ jī hòu miàn pái wū guǎn
然后打开前面冷热水管,有水流出后,再打开饮水机后面排污管。

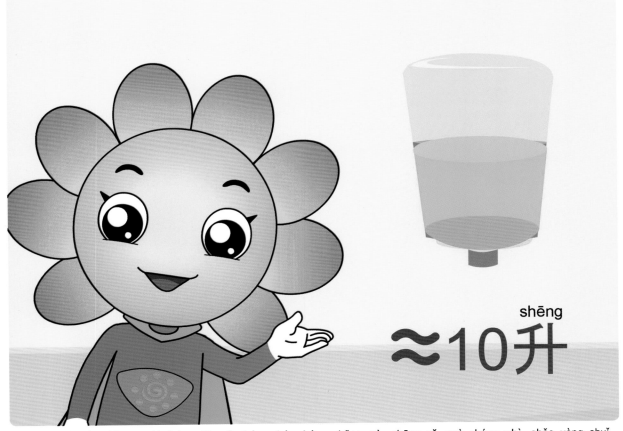

shēng
≈10升

dài shuǐ liú jìn hòu　zài chóng fù yǐ shàng bù zhòu zhěng gè chōng xǐ guò chéng zhì shǎo yòng shuǐ
待水流尽后,再重复以上步骤,整个冲洗过程至少用水
shēng　dà yuē bàn tǒng shuǐ　zhí zhì chōng xǐ chū de shuǐ méi yǒu xiāo dú yè wèi dào wéi zhǐ
10升,大约半桶水。直至冲洗出的水没有消毒液味道为止。

13

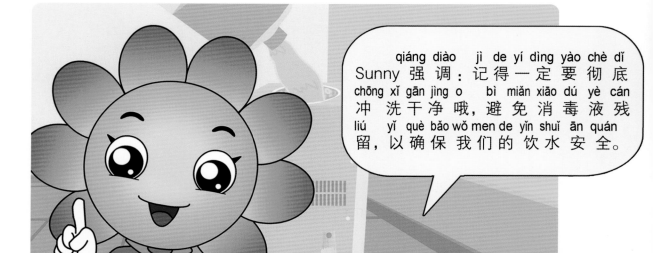

qiáng diào jì de yí dìng yào chè dǐ
Sunny 强调：记得一定要彻底
chōng xǐ gān jìng o bì miǎn xiāo dú yè cán
冲洗干净哦，避免消毒液残
liú yǐ què bǎo wǒ men de yǐn shuǐ ān quán
留，以确保我们的饮水安全。

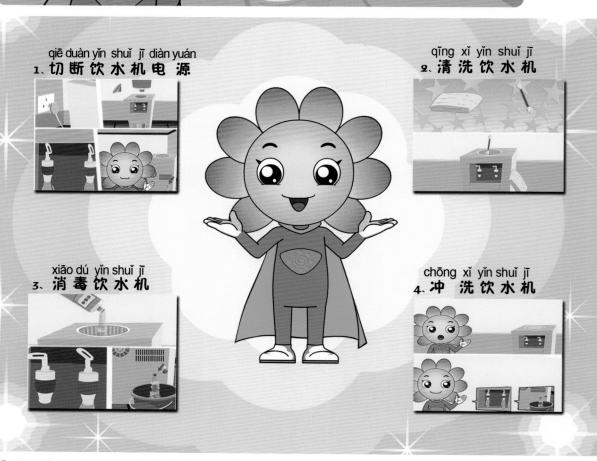

qiē duàn yǐn shuǐ jī diàn yuán
1. 切断饮水机电源

qīng xǐ yǐn shuǐ jī
2. 清洗饮水机

xiāo dú yǐn shuǐ jī
3. 消毒饮水机

chōng xǐ yǐn shuǐ jī
4. 冲洗饮水机

hǎo le tóng xué men yǐn shuǐ jī qīng xǐ xiāo dú jiǎng wán le dà jiā yí dìng yào jì zhù yǐn shuǐ jī
好了，同学们，饮水机清洗消毒讲完了，大家一定要记住：饮水机
qīng xǐ xiāo dú sì bù zhòu
清洗消毒四步骤。

14

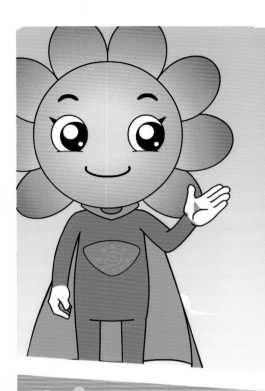

yù fáng jí bìng
预防疾病

shǒu hù jiàn kāng
守护健康

tí xǐng bà ba mā ma
提醒爸爸妈妈

guān zhù yǐn shuǐ ān quán o
关注饮水安全哦

jì de fàng xué huí jiā hòu tí xǐng bà ba mā ma yào dìng qī qīng xǐ xiāo dú yǐn shuǐ jī o guān zhù yǐn
记得放学回家后，提醒爸爸妈妈要定期清洗消毒饮水机哦。关注饮
shuǐ ān quán měi gè yuè yǐn shuǐ jī zhì shǎo qīng xǐ xiāo dú yí cì
水安全，每3个月饮水机至少清洗消毒一次。

15

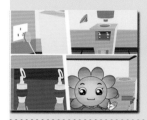

dì yī bù　bá diào diàn yuán　qǔ xià shuǐ tǒng jí cōng
第一步：拔掉电源，取下水桶及聪
míng zuò
明座；

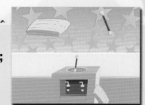

dì èr bù　qīng xǐ cā shì yǐn shuǐ jī nèi wài
第二步：清洗擦拭饮水机内外；

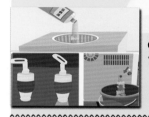

dì sān bù　xiāo dú yǐn shuǐ jī
第三步：消毒饮水机；

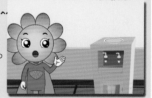

dì sì bù　qīng xǐ yǐn shuǐ jī
第四步：清洗饮水机。

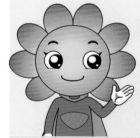

jìn pào　fēn zhōng hòu　fàng kōng xiāo dú yè
浸泡60分钟后，放空消毒液；

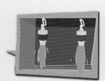 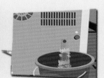

yòng dà liàng qīng shuǐ chōng xǐ zhì wú wèi dào
用大量清水冲洗至无味道。

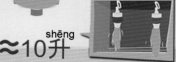 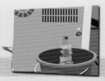

shēng
≈10升

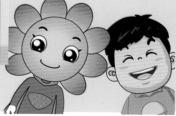

yǐn shuǐ jī xiāo dú chōng xǐ sì bù zhòu　nín jì zhù le ma
饮水机消毒冲洗四步骤，您记住了吗?

丰台区疾病预防控制中心简介

丰台区疾病预防控制中心于2001年12月28日挂牌成立，位于北京市丰台区西安街3号。中心是丰台区卫计委领导下的区级卫生事业单位，属于非营利性医疗卫生服务机构。

中心的主要职能有八项，分别是：

一、 疾病预防与控制；

二、 突发公共卫生事件应急处理；

三、 疫情报告与健康相关因素管理；

四、 健康危害因素监测与干预；

五、 实验室检测分析与评价；

六、 重大活动的公共卫生保障；

七、 健康教育与健康促进；

八、 技术服务管理与应用研究指导。

中心以"团结、务实、创新、争先"为宗旨，常年围绕饮用水卫生、食品卫生、环境卫生、职业卫生、放射卫生、学校卫生、传染病、慢性病、地方病、学生常见病、职业病开展监测、评估、干预、健康教育等工作，同时承担了重大活动、重要赛事、重大灾害的应急保障工作。

本册书中"健康小卫士"Sunny是疾控中心形象的化身，作为太阳花精灵，她的8个花瓣代表着中心的八大职责，整体象征着绿色、健康、阳光和快乐。它向人们传播健康知识和理念，引导大众摒弃不良生活习惯。

图书在版编目（CIP）数据

小胖孩的烦恼 / 丰台区疾病预防控制中心编著.
—拉萨：西藏人民出版社，2016.9
ISBN 978-7-223-05277-1

Ⅰ.①小… Ⅱ.①丰… Ⅲ.①小儿疾病 – 肥胖病 – 防治
Ⅳ.①R723.12

中国版本图书馆CIP数据核字（2016）第214441号

小胖孩的烦恼

作　　者　北京市丰台区疾病预防控制中心

责任编辑　何卫峰

装帧设计　崔　简　马天跃　陈少华

出　　版　西藏人民出版社

社　　址　拉萨市林廓北路23号　邮政编码：850000
　　　　　北京发行部：100013　北京市东土城路8号
　　　　　林达大厦A座13层　电话：010-64466847
　　　　　打击盗版：0891-6649998　13801174584

印　　刷　北京彩虹伟业印刷有限公司

经　　销　全国新华书店

开　　本　16开（787×1 092）　　字　数　5千

印　　张　6.75

版　　次　2016年9月第1版第1次印刷

标准书号　ISBN 978-7-223-05277-1

定　　价　48.00元（全6册）

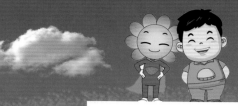

小胖孩的烦恼

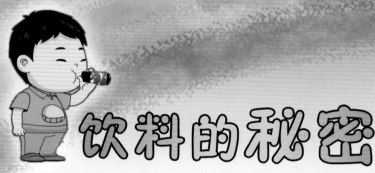

饮料的秘密

北京市丰台区疾病预防控制中心　编著

主　　编　　李　洁

副主编　　谢彧洋　信振江　张建军　赵　静

执行主编　　黄儒婷　敬燕燕　肖贵勇

编　　委　　郝　静　李晓桂　刘　静　秦娟

　　　　　　王佳佳　张　芳

（以上排名不计先后，按姓氏音序排列）

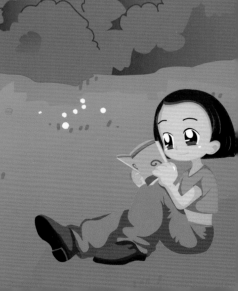

西藏人民出版社

前　言

　　丰台区疾病预防控制中心为传播健康知识和理念，引导公众建立健康生活习惯，策划编写了小胖孩的烦恼系列宣传作品。

　　本书中的主要角色是Sunny和小胖孩壮壮，Sunny是太阳花变成的小精灵，她是人类"健康小卫士"，肩负着传播健康正能量的使命。小胖孩壮壮是一位爱问"为什么？"的小学生，每当遇到困惑和烦恼时，就会想到他的好朋友Sunny。小胖孩壮壮遇到了什么烦恼呢？Sunny又是怎么帮他解决的呢？

　　很多人不知道饮料也是高热量食品，一瓶可乐的热量相当于200g白米饭，这些热量来自于添加糖。这些"隐身糖类"仅能给身体提供热量，而无法提供更多营养。壮壮以为喝饮料不会胖，Sunny用"营养标签"教给壮壮如何揪出饮料里的"高糖分子"，让我们一起来看看《小胖孩的烦恼之饮料的秘密》吧。

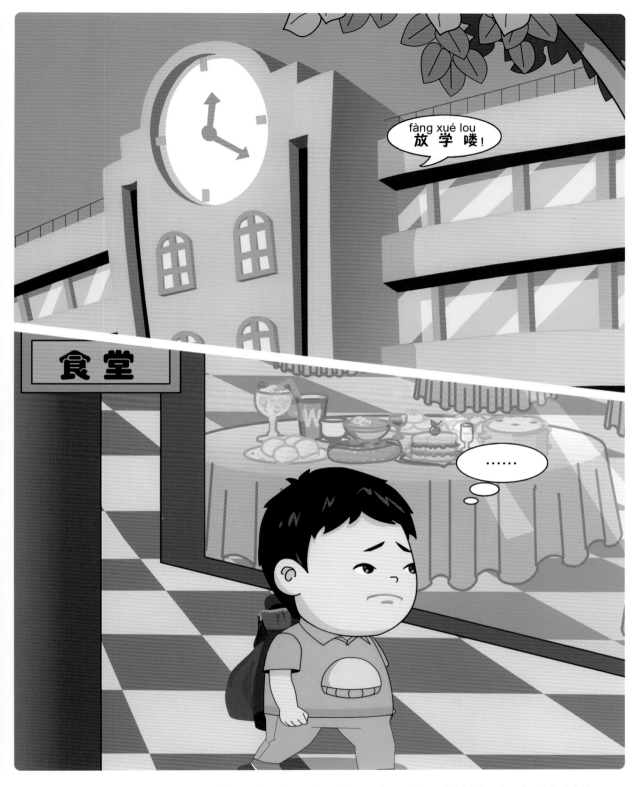

zhōng wǔ fàng xué le   chī wán wǔ fàn   xiǎo pàng hái zhuàng zhuàng chóu méi kǔ liǎn de zǒu chū shí táng
中 午 放 学 了,吃 完 午 饭,小 胖 孩 壮   壮 愁 眉 苦 脸 地 走 出 食 堂。

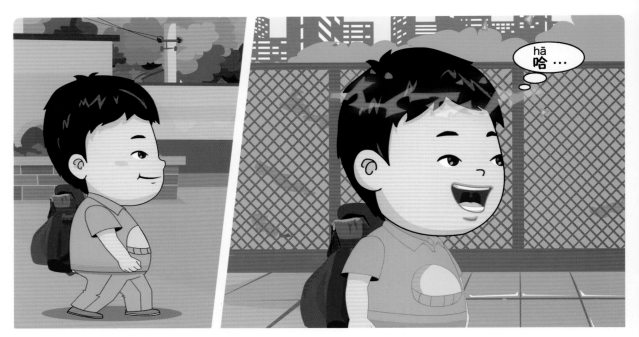

zhuàng zhuàng lái dào cāo chǎng hū rán líng jī yí dòng xiǎng qǐ zì jǐ de shū bāo lǐ hái yǒu yì píng kě lè
壮 壮 来到操场，忽然灵机一动，想起自己的书包里还有一瓶可乐。

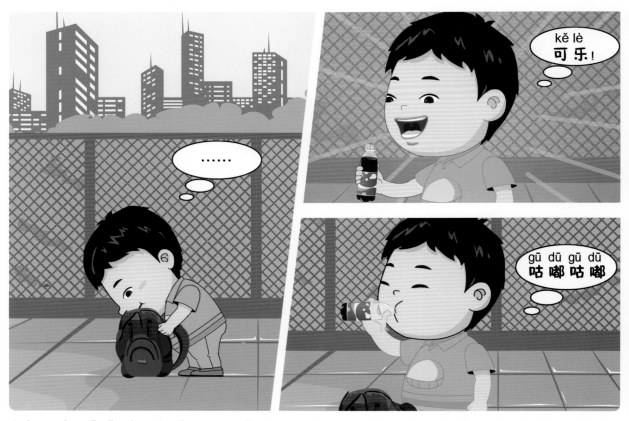

zhuàng zhuàng gǎn jǐn cóng bāo lǐ fān chū kě lè gū dū gū dū yì yǐn ér jìn cā cā zuǐ shuō dào
壮 壮 赶紧从包里翻出可乐，"咕嘟咕嘟"一饮而尽。擦擦嘴，说道：
èn zhēn hǎo hē zhè shì wǒ yì tiān zuì kāi xīn de shí kè la
"嗯，真好喝，这是我一天最开心的时刻啦！"

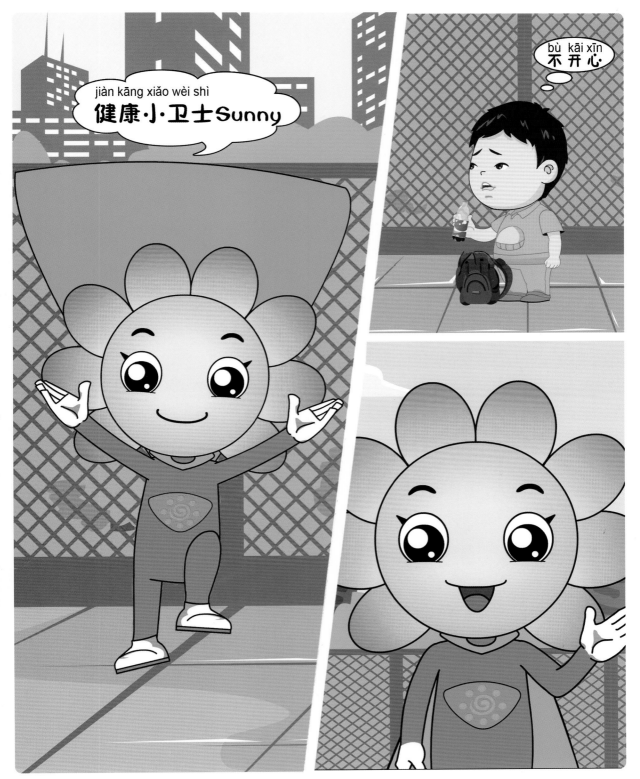

jiù zài zhè shí jiàn kāng xiǎo wèi shì   cóng tiān ér jiàng
就在这时，健康 小卫士 Sunny 从 天而降。

hai zhuàng zhuàng nǐ bú shì měi tiān
"嗨，壮 壮，你不是每天

dōu hěn kāi xīn ma zhè shì yù dào shén me fán nǎo le
都 很 开心 吗? 这是 遇到 什么 烦恼了? "

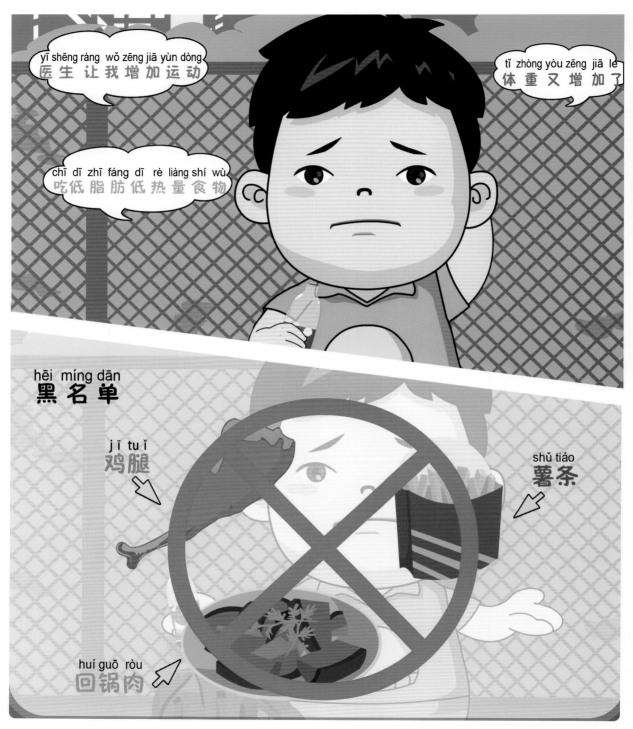

zhuàng zhuàng náo nao nǎo dài   jǔ sàng dào   nǐ bù zhī dào   wǒ zuì jìn tǐ zhòng yòu zēng
壮　壮　挠挠脑袋，沮丧道："Sunny，你不知道，我最近体重又增
jiā le   yī shēng ràng wǒ zēng jiā yùn dòng   hái yào chī dī zhī fáng dī rè liàng de shí wù   wǒ xǐ huān
加了，医生让我增加运动，还要吃低脂肪低热量的食物。我喜欢
de zhá jī tuǐ   shǔ tiáo   huí guō ròu dōu bèi liè rù le hēi míng dān   xiàn zài wǒ zhǐ shèng xià hē yǐn
的炸鸡腿、薯条、回锅肉都被列入了黑名单，现在我只剩下喝饮
liào chī líng shí zhè diǎn lè qù le
料吃零食这点乐趣了。"

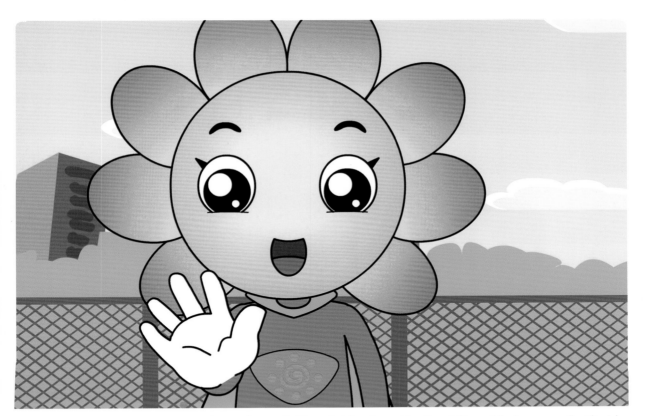

yáo yáo tóu shuō　　　zhuàng zhuàng　yǐn liào yě kě néng shì gāo rè liàng shí pǐn ne　nǐ lái kàn
Sunny 摇 摇 头，说：" 壮　壮，饮 料 也 可 能 是 高 热 量 食 品 呢，你 来 看

kan yíng yǎng biāo qiān ba
看 营 养 标 签 吧。"

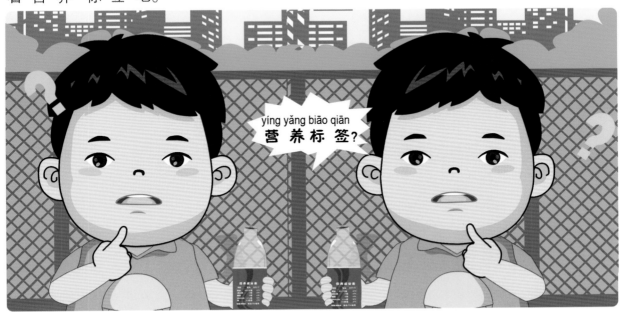

营 养 标 签?

zhuàng zhuàng　kàn zhe shǒu lǐ de yǐn liào píng shuō　　yíng yǎng biāo qiān　jiù shì zhè gè yíng yǎng chéng fèn
壮　壮　看 着 手 里 的 饮 料 瓶，说："营 养 标 签? 就 是 这 个 营 养 成 分

biǎo ba
表 吧。"

5

营养标签1+4

1 = 能量

4 {
蛋白质
脂肪
碳水化合物
钠
}

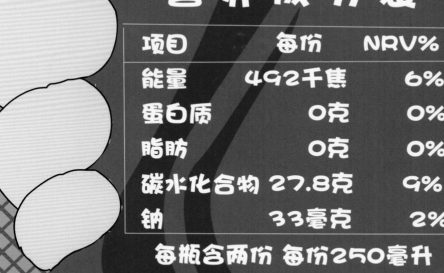

营养成分表

项目	每份	NRV%
能量	492千焦	6%
蛋白质	0克	0%
脂肪	0克	0%
碳水化合物	27.8克	9%
钠	33毫克	2%

每瓶含两份 每份250毫升

壮壮接着说："我记得你说过的，营养标签1+4，选择食品好帮手嘛。'1'是能量，也就是我们通常说的食品热量，'4'是蛋白质、脂肪、碳水化合物和钠。不过这一堆数字我看不懂呢。"

营养成分表

项目	每份	NRV%
能量	492千焦	6%
蛋白质	0克	0%
脂肪	0克	0%
碳水化合物	27.8克	9%
钠	33毫克	2%

每瓶含两份 每份250毫升

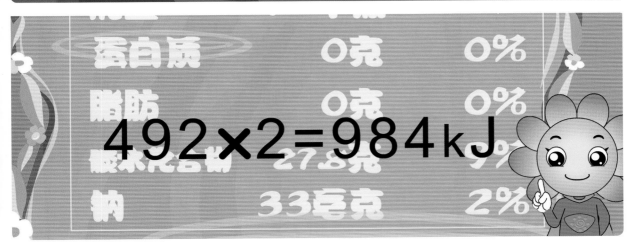

492×2=984kJ

ná qǐ yǐn liào píng shuō   hē he méi cuò nǐ zǐ xì kàn guò zhè píng yǐn liào de yíng yǎng
Sunny拿起饮料瓶，说："呵呵，没错。你仔细看过这瓶饮料的营养
biāo qiān ma   yì qǐ kàn kan ba   měi fèn hán néng liàng   měi píng hán fèn nà me zhè yì píng de
标签吗？一起看看吧。每份含能量492kJ，每瓶含2份，那么这一瓶的
néng liàng jiù shì
能量就是984kJ。"

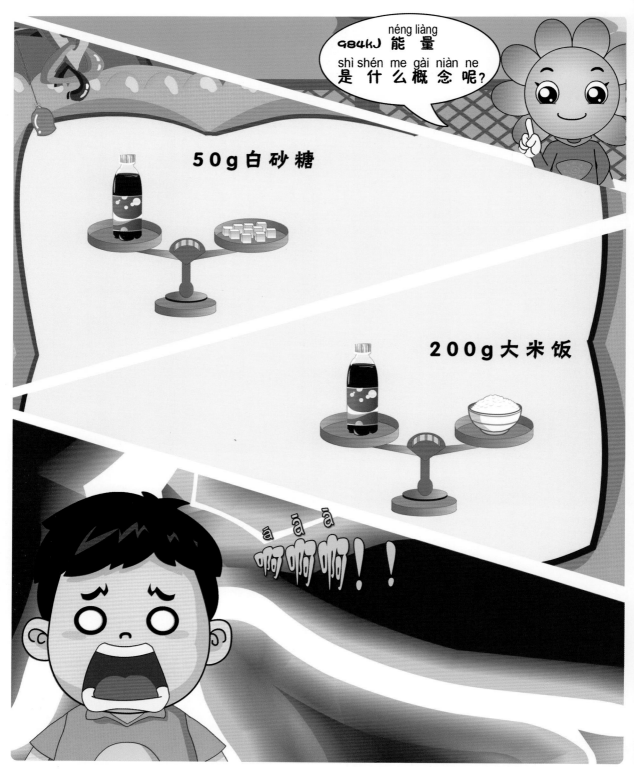

Sunny 接着说："摄入984kJ能量是什么概念呢？相当于一口气吃下50g白砂糖或者200g大米饭。"壮壮惊讶道："这么多啊？！"

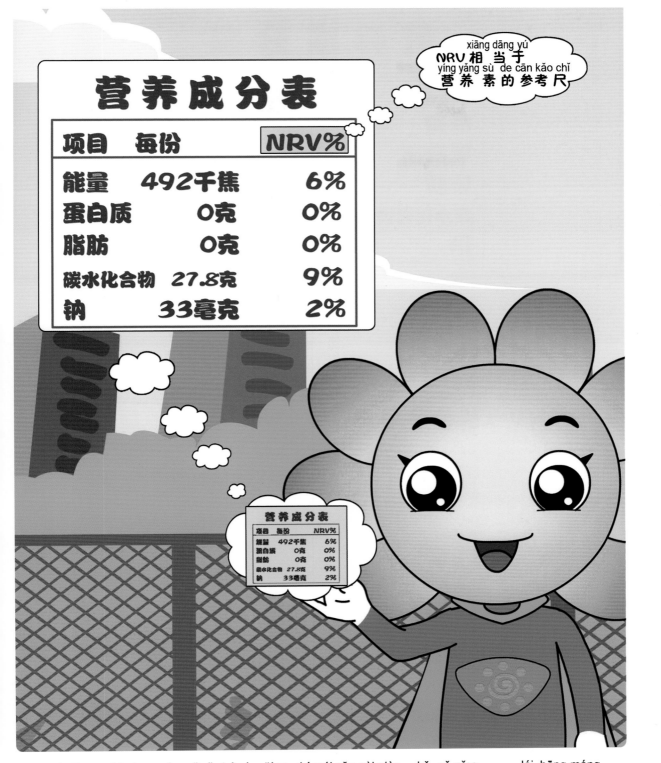

shuō　　shì de　　rú guǒ nǐ duì néng liàng zhí méi yǒu gài niàn　　kě yǐ qǐng　　　lái bāng máng

Sunny说："是的，如果你对能量值没有概念，可以请NRV来帮忙。

shì zhǐ měi tiān de yíng yǎng sù cān kǎo shè rù liàng　xiāng dāng yú yíng yǎng sù de cān kǎo chǐ

NRV是指每天的营养素参考摄入量，相当于营养素的参考尺。"

营养成分表

项目	每份	NRV%
能量	492千焦	6%
蛋白质	0克	0%
脂肪	0克	0%
碳水化合物	27.8克	9%
钠	33毫克	2%

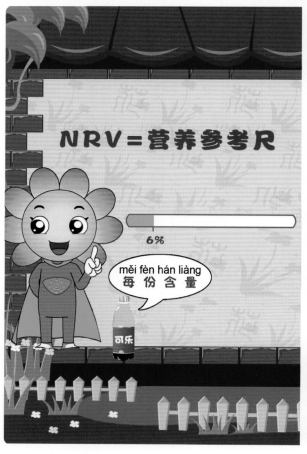

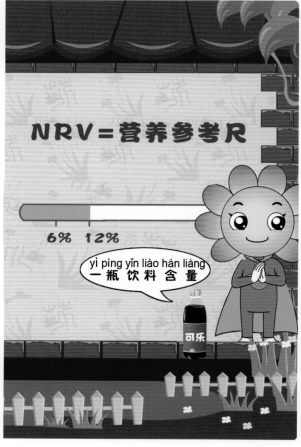

měi fèn néng liàng de wéi nà me měi píng yǐn liào wéi yì wèi zhe nǐ hē
"每份能量的NRV%为6%，那么每瓶饮料NRV%为12%，意味着你喝
wán yì píng yǐn liào jiù yǐ jīng shè rù le quán tiān suǒ xū néng liàng de rú guǒ nǐ zhǐ zhù yì sān
完一瓶饮料，就已经摄入了全天所需能量的12%。如果你只注意三
cān de néng liàng kòng zhì ér hū shì le yǐn liào líng shí lǐ de néng liàng yě shì bù xíng de o
餐的能量控制，而忽视了饮料零食里的能量，也是不行的哦。"

10

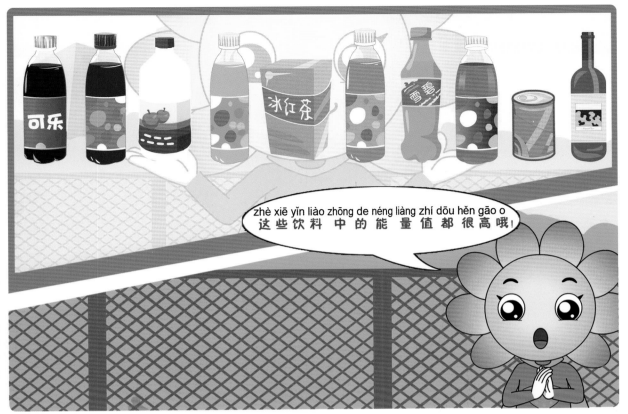

Sunny 说:"不仅是可乐,许多果汁饮料、汽水、乳饮料中的能量值都是很高的哦。"

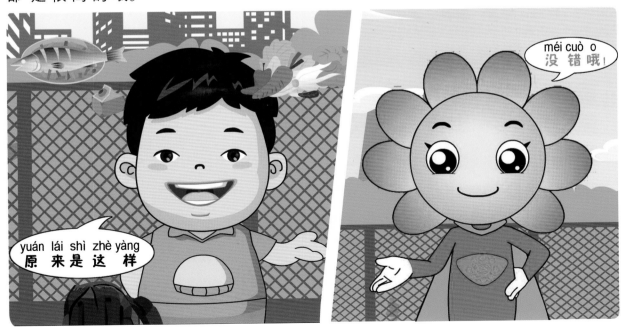

壮壮高兴地说:"哦,原来是这样。"

11

营养标签1+4

1 = 能量

4 { 蛋白质
脂肪
碳水化合物
钠

营养成分表

项目	每份	NRV%
能量	492千焦	6%
蛋白质	0克	0%
脂肪	0克	0%
碳水化合物	27.8克	9%
钠	33毫克	2%

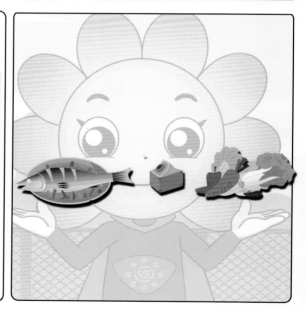

"营养标签可以告诉我们这么多食物的小秘密。医生说我正在长身体，可以多吃蛋白质和维生素含量高的食物，有了营养标签，我就可以比较选择喽。"

guān zhù shēn tǐ jiàn kāng cóng yíng yǎng biāo qiān kāi shǐ
关注身体健康，从营养标签开始

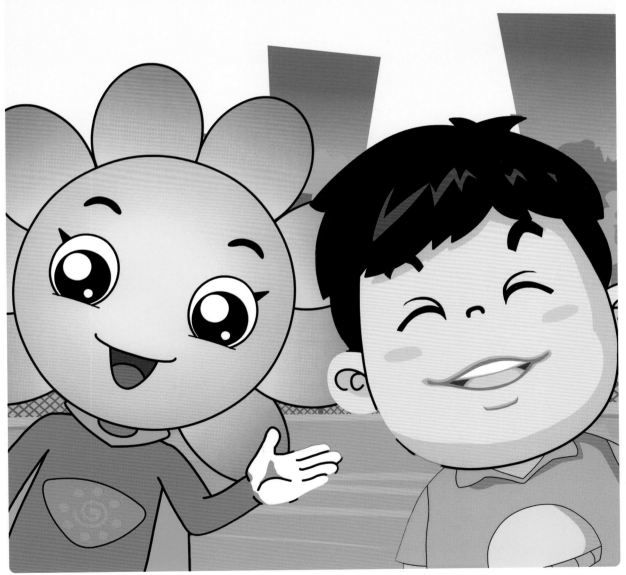

Sunny和 壮 壮 高兴地说：“关注身体健康，从营养标签开始。”

hé zhuàng zhuàng gāo xìng de shuō
guān zhù shēn tǐ jiàn kāng cóng yíng yǎng biāo qiān kāi shǐ

13

图书在版编目（CIP）数据

小胖孩的烦恼 / 丰台区疾病预防控制中心编著.
—拉萨：西藏人民出版社，2016.9
ISBN 978-7-223-05277-1

Ⅰ.①小… Ⅱ.①丰… Ⅲ.①小儿疾病－肥胖病－防治
Ⅳ.①R723.12

中国版本图书馆CIP数据核字（2016）第214441号

小胖孩的烦恼

作　　者	北京市丰台区疾病预防控制中心
责任编辑	何卫峰
装帧设计	崔　简　马天跃　陈少华
出　　版	西藏人民出版社
社　　址	拉萨市林廓北路23号　邮政编码：850000
	北京发行部：100013　北京市东土城路8号
	林达大厦A座13层　电话：010-64466847
	打击盗版：0891-6649998　13801174584
印　　刷	北京彩虹伟业印刷有限公司
经　　销	全国新华书店
开　　本	16开（787×1 092）　**字　数** 5千
印　　张	6.75
版　　次	2016年9月第1版第1次印刷
标准书号	ISBN 978-7-223-05277-1
定　　价	48.00元（全6册）

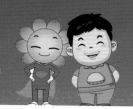

小胖孩的烦恼

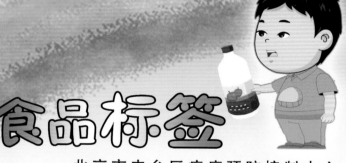

食品标签

北京市丰台区疾病预防控制中心 编著

主　编　　李　洁

副主编　　谢彧洋　信振江　张建军　赵　静

执行主编　黄儒婷　敬燕燕　肖贵勇

编　委　　郝　静　李晓桂　刘　静　秦　娟

　　　　　王佳佳　张　芳

（以上排名不计先后，按姓氏音序排列）

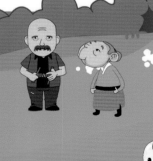

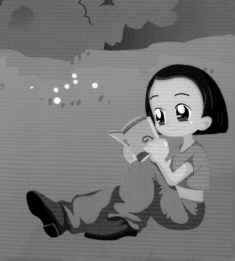

西藏人民出版社

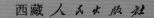

前　言

丰台区疾病预防控制中心为传播健康知识和理念，引导公众建立健康生活习惯，策划编写了小胖孩的烦恼系列宣传作品。

本书中的主要角色是Sunny和小胖孩壮壮，Sunny是太阳花变成的小精灵，她是人类"健康小卫士"，肩负着传播健康正能量的使命。小胖孩壮壮是一位爱问"为什么？"的小学生，每当遇到困惑和烦恼时，就会想到他的好朋友Sunny。小胖孩壮壮遇到了什么烦恼呢？Sunny又是怎么帮他解决的呢？

食品包装上标识的信息能帮助我们科学选择食品。壮壮在超市买东西，善于观察的他发现叔叔阿姨们都在仔细地看食品包装，他又忍不住问："他们都在看什么呢？"Sunny告诉他，食品包装上有四项信息很重要，购买食品一定要看。看看《小胖孩的烦恼之食品标签》，跟着小胖孩壮壮一起学习科学选择食品吧。

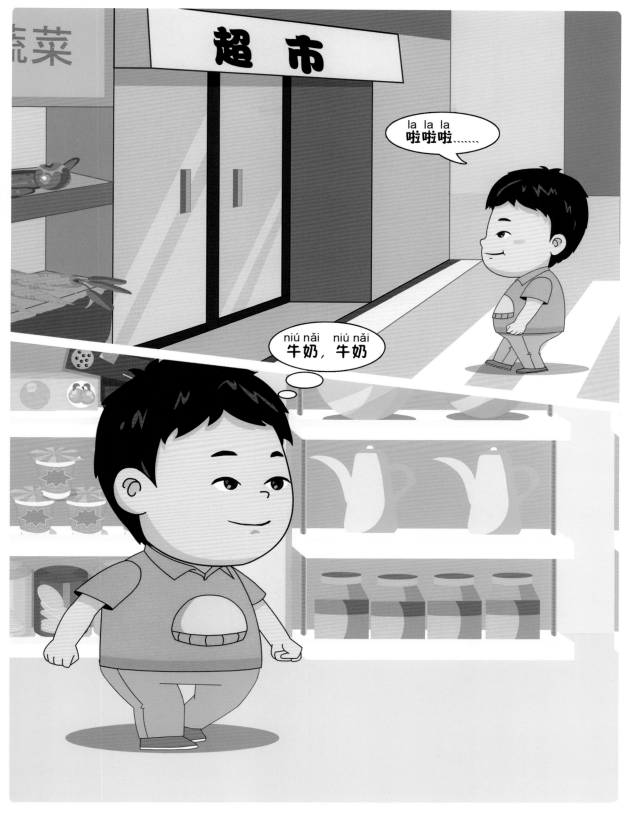

zhōu mò   mā ma fēn fu zhuàng zhuàng qù chāo shì mǎi niú nǎi   zhuàng zhuàng lái dào le chāo shì
周末，妈妈吩咐 壮 壮 去超市买牛奶。 壮 壮 来到了超市。

1

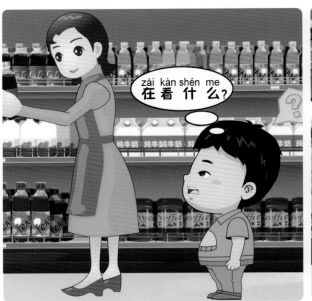

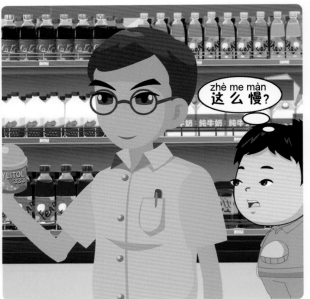

zhuàng zhuàng lái dào shí pǐn qū　kàn dào mǎi dōng xi de shū shu ā yí dōu zài zǐ xì de dīng zhe
壮　壮　来　到　食　品　区，看　到　买　东　西　的　叔　叔　阿　姨　都　在　仔　细　地　盯　着
shí pǐn de bāo zhuāng dài kàn
食　品　的　包　装　袋　看。

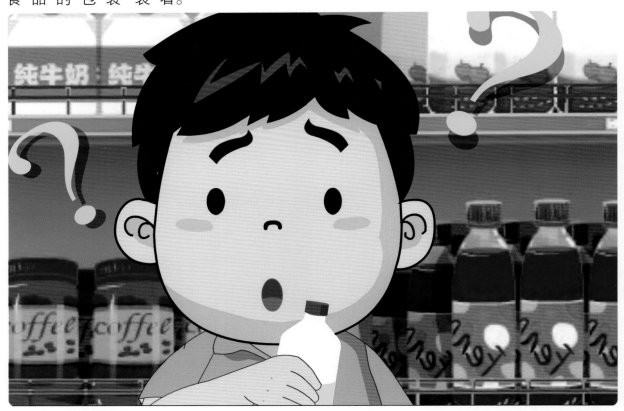

zhuàng zhuàng bù jiě　xīn xiǎng　　mǎi dōng xi zhè me màn　dōu zài kàn shén me　bāo zhuāng shàng yòu
壮　壮　不　解，心　想："买　东　西　这　么　慢，都　在　看　什　么？包　装　上　又
méi yǒu biāo jià qián　kàn shén me nà me rèn zhēn ya　　yào shì jiàn kāng xiǎo wèi shì　　　zài
没　有　标　价　钱，看　什　么　那　么　认　真　呀？要　是　健　康　小　卫　士　Sunny　在
jiù hǎo le
就　好　了。"

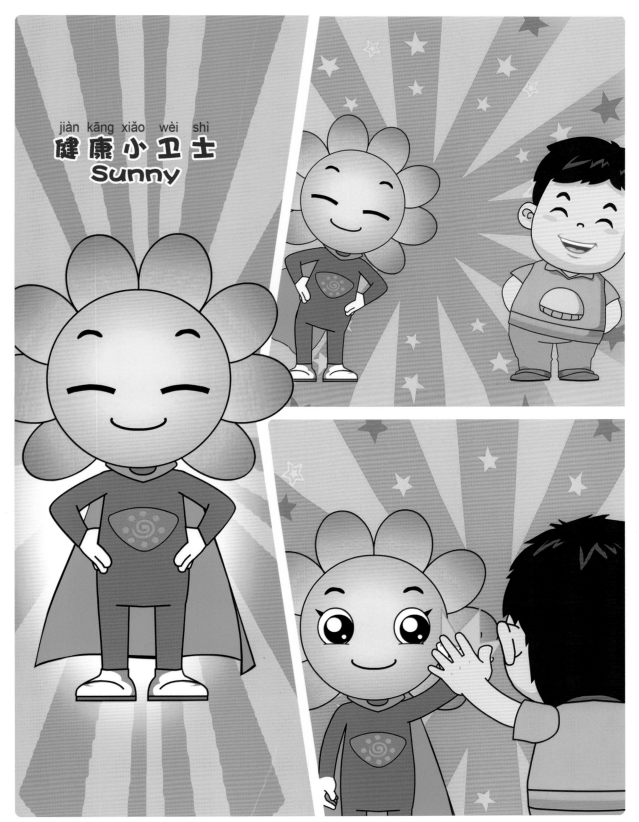

shuō cáo cāo cáo cāo dào   chū xiàn la   zhuàng zhuàng lè kāi le huā
说曹操曹操到，Sunny 出现啦，壮　壮乐开了花。

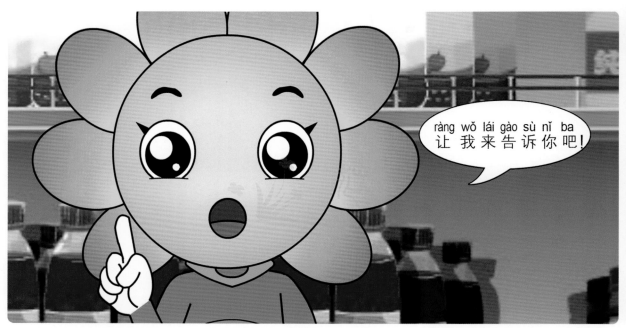

ràng wǒ lái gào sù nǐ ba
让 我 来 告 诉 你 吧!

xiàn zài   ràng wǒ lái gào sù nǐ   tā men dōu zài shí pǐn bāo zhuāng shàng kàn shén me ba
现 在,让 我 来 告 诉 你,他 们 都 在 食 品 包 装 上 看 什 么 吧。

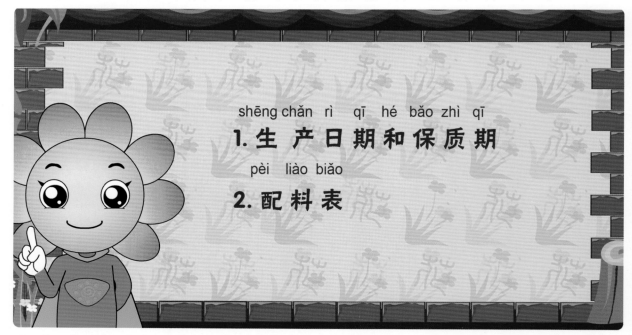

shēng chǎn rì qī hé bǎo zhì qī
1. 生 产 日 期 和 保 质 期

pèi liào biǎo
2. 配 料 表

gēn jù wǒ guó shí pǐn ān quán guó jiā biāo zhǔn   yù bāo zhuāng shí pǐn bì xū duì yǐ xià zhòng diǎn jǐ
根 据 我 国 食 品 安 全 国 家 标 准,预 包 装 食 品 必 须 对 以 下 重 点 几
xiàng jìn xíng biāo zhù
项 进 行 标 注:

shēng chǎn rì qī hé bǎo zhì qī   zhè gè yí dìng yào zhù yì kàn   guò qī de shí pǐn bù ān quán
1. 生 产 日 期 和 保 质 期,这 个 一 定 要 注 意 看,过 期 的 食 品 不 安 全。

pèi liào biǎo   bāo hán shí pǐn yuán liào hé tiān jiā jì   pèi liào biǎo yuán liào shì àn zhào hán liàng cóng
2. 配 料 表,包 含 食 品 原 料 和 添 加 剂。配 料 表 原 料 是 按 照 含 量 从
duō dào shǎo pái liè de   pái zài qián miàn de jiù shì zhǔ yuán liào
多 到 少 排 列 的,排 在 前 面 的 就 是 主 原 料。

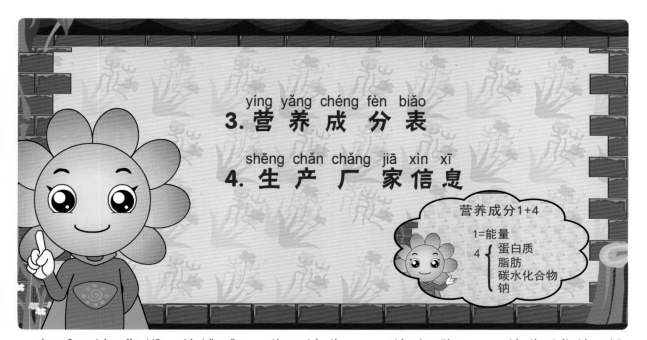

yíng yǎng chéng fèn biǎo
3. 营养成分表

shēng chǎn chǎng jiā xìn xī
4. 生产厂家信息

营养成分1+4

1=能量
4 { 蛋白质
脂肪
碳水化合物
钠

yíng yǎng chéng fèn biǎo zhì shǎo yǒu xiàng shù jù shì néng liàng shì dàn bái zhì zhī
3. **营养成分表**，至少有1+4项数据，"1"是能量，"4"是蛋白质、脂
fáng tàn shuǐ huà hé wù hé nà
肪、碳水化合物和钠。

shēng chǎn chǎng jiā de jù tǐ xìn xī rú shēng chǎn pī hào chǎn dì děng
4. **生产厂家的具体信息**，如：生产批号、产地等。

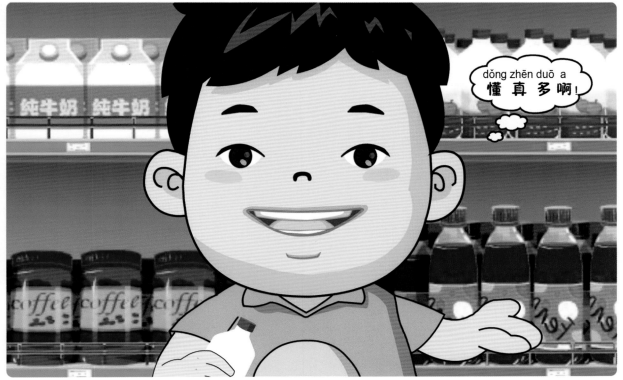

dǒng zhēn duō a
懂真多啊！

zhuàng zhuàng tīng le de jiǎng jiě pèi fú de shuō nǐ dǒng de zhēn duō
壮 壮 听了Sunny 的 讲 解，佩 服 地 说："Sunny，你 懂 得 真 多。"

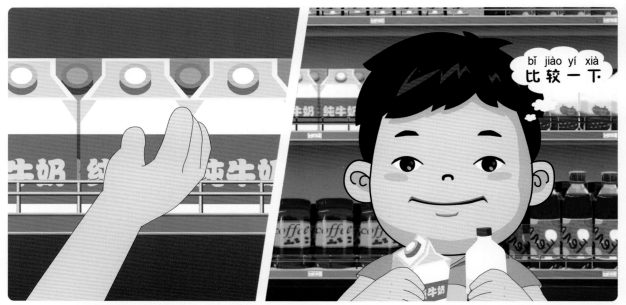

zhuàng zhuàng zhuǎn shēn cóng nǎi zhì pǐn huò jià shàng　ná qǐ liǎng zhǒng nǎi zhì pǐn　xiàn xué xiàn yòng
壮　壮　转　身　从　奶制品　货架　上，拿起　两种　奶制品，现学现用
de bǐ jiào le qǐ lái
地 比较 了起来。

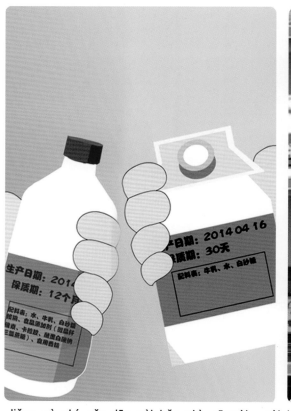

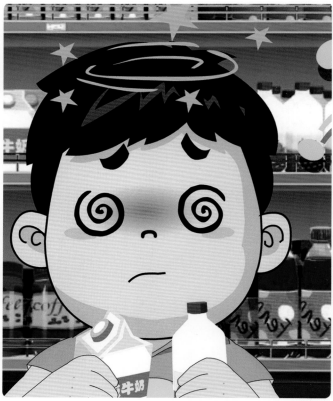

liǎng gè shí pǐn dōu zài bǎo zhì qī nèi　zài kàn pèi liào biǎo
"两个食品都在保质期内。再看配料表。"
è　　zhè me duō chéng fèn dōu shì shén me ya
"呃……这么多成分都是什么呀?"

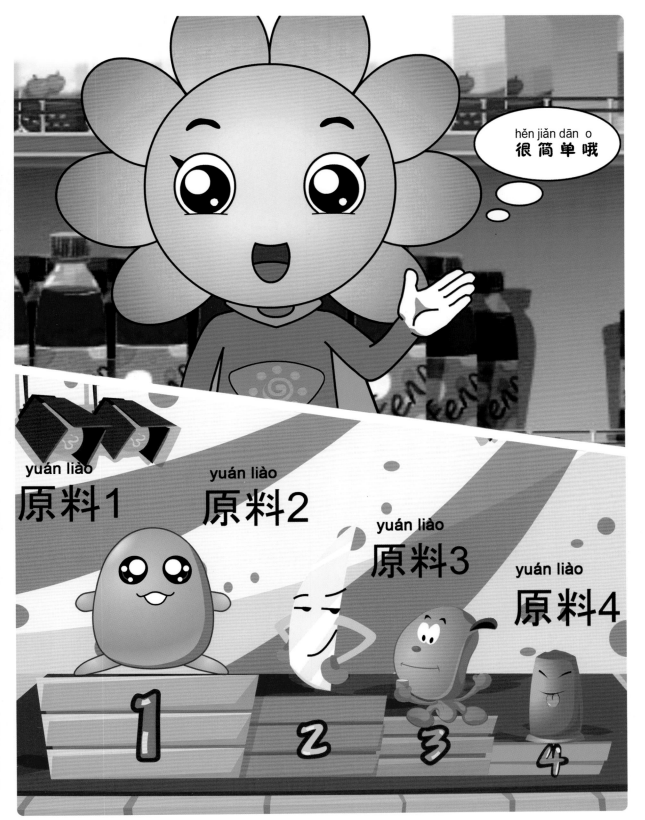

qí shí hěn jiǎn dān pèi liào biǎo yuán liào shì àn zhào hán liàng cóng duō dào shǎo pái liè de
"其实很简单，配料表 原料是 按照含量 从多到少 排列的。"

7

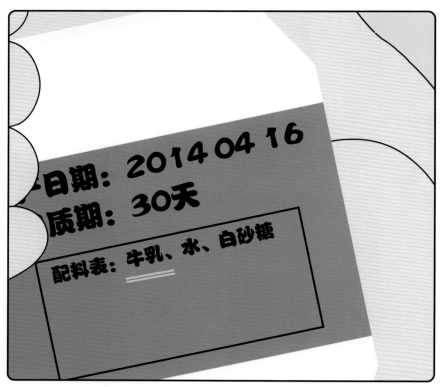

生产日期：2014 04 16

保质期：30天

配料表：牛乳、水、白砂糖

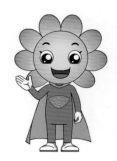

chún niú nǎi dì yī xiàng shì
"纯 牛奶第一项是
niú rǔ shuō míng zhǔ liào wéi
牛乳，说 明 主料 为
niú rǔ
牛乳。"

rǔ yǐn liào dì yī xiàng shì shuǐ dì èr
"乳饮料第一项是水，第二
xiàng cái shì niú rǔ shuō míng shuǐ de tiān
项 才是牛乳，说明 水的添
jiā liàng shì bǐ jiào duō de zài wǎng hòu
加量 是比较多的。再往后
kàn rǔ yǐn liào lǐ tiān jiā jì de zhǒng lèi
看，乳饮料里添加剂的 种 类
yě bǐ jiào duō
也比较多。"

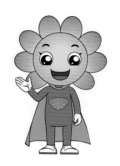

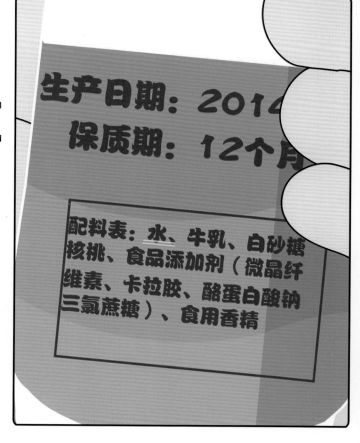

生产日期：2014

保质期：12个月

配料表：水、牛乳、白砂糖
核桃、食品添加剂（微晶纤
维素、卡拉胶、酪蛋白酸钠
三氯蔗糖）、食用香精

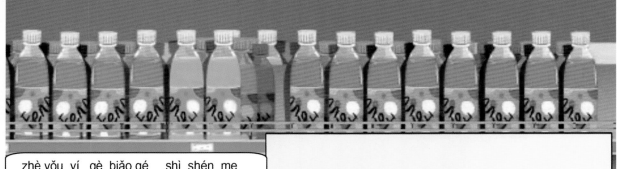

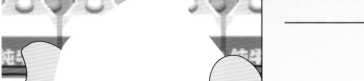

"这是营养成分表，我们国家从2013年1月1日起强制要求食品企业标注营养标签，营养成分表就是营养标签的主要内容之一。咱们可别小看它，它的用处很大哦。它如实标注出食品的营养成分和特征，能帮助我们根据自己的健康需要选择食品，同时，也保障了我们消费者的知情权益。"

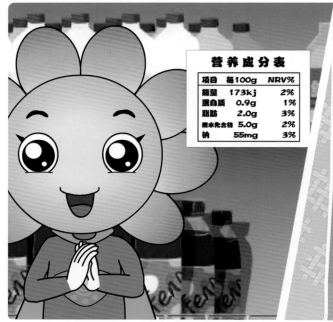

营养成分表		
项目	每100g	NRV%
能量	173kJ	2%
蛋白质	0.9g	1%
脂肪	2.0g	3%
碳水化合物	5.0g	2%
钠	55mg	3%

lái kàn yí xià yíng yǎng chéng fèn biǎo lǐ zhì shǎo biāo zhù le néng liàng hé gè hé xīn yíng yǎng sù
"来，看一下，营养成分表里至少标注了能量和4个核心营养素
dàn bái zhì zhī fáng tàn shuǐ huà hé wù hé nà   zhè jiù shì wǒ men cháng shuō de
（蛋白质，脂肪，碳水化合物和钠），这就是我们常说的'1+4'。"

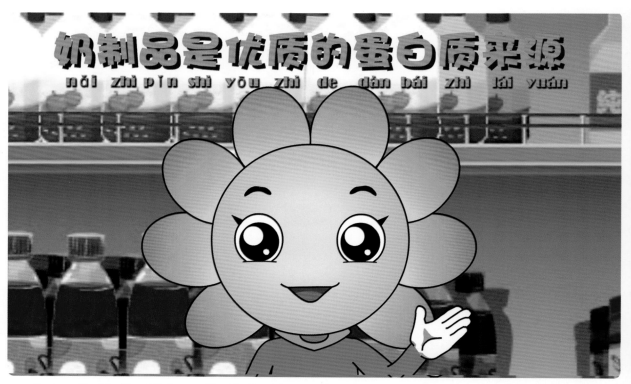

奶制品是优质的蛋白质来源
nǎi zhì pǐn shì yōu zhì de dàn bái zhì lái yuán

wǒ men dà jiā dōu zhī dào nǎi zhì pǐn shì yōu zhì de dàn bái zhì lái yuán nà me dào dǐ dàn bái zhì
"我们大家都知道，奶制品是优质的蛋白质来源。那么到底蛋白质
hán liàng yǒu duō shǎo ne
含量有多少呢？"

10

"纯牛奶" chún niú nǎi

营养成分表

项目	每100g	NRV%
能量	578 kJ	6%
蛋白质	3.5g	5%
脂肪	0.8g	2%
碳水化合物	0.2g	2%
钠	47mg	3%

"乳酸饮料" rǔ suān yǐn liào

营养成分表

项目	每100g	NRV%
能量	173kJ	2%
蛋白质	0.9g	1%
脂肪	2.0g	3%
碳水化合物	5.0g	2%
钠	55mg	3%

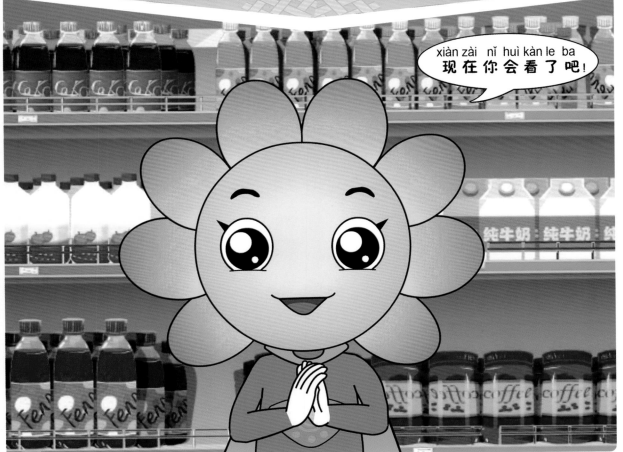

xiàn zài nǐ huì kàn le ba
现在你会看了吧!

　　yǐ zhè liǎng zhǒng nǎi zhì pǐn wéi lì　cóng yíng yǎng chéng fèn biǎo lái kàn　　　　　　chún niú nǎi zhōng hán
"以这两种奶制品为例,从营养成分表来看,100g纯牛奶中含
dàn bái zhì　　　　　tóng yàng zhòng liàng de rǔ suān yǐn liào dàn bái zhì zhǐ yǒu
蛋白质3.5g,同样重量的乳酸饮料蛋白质只有0.9g。"
zhuàng zhuàng　xiàn zài nǐ zhī dào zěn me kàn shí pǐn bāo zhuāng le ba
"壮壮,现在你知道怎么看食品包装了吧!"

11

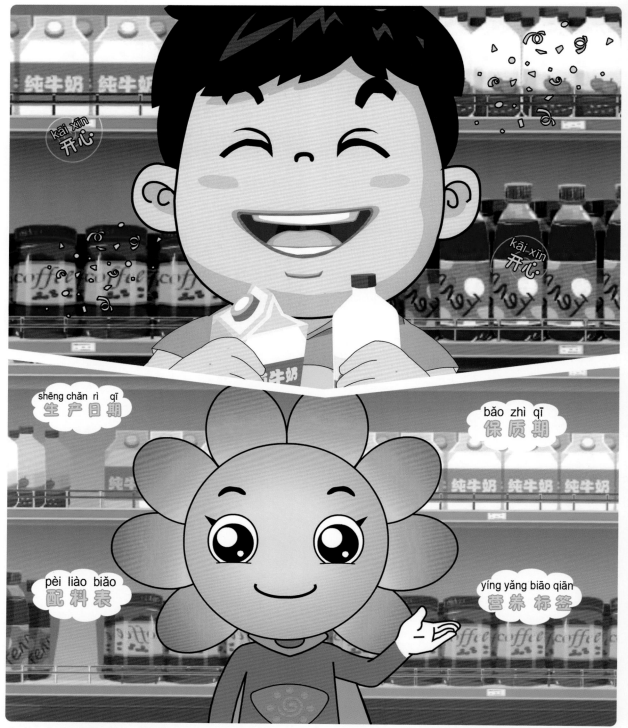

zhuàng zhuàng kāi xīn de shuō   shí pǐn biāo qiān kě yǐ gào sù wǒ men hěn duō shí pǐn de xiǎo mì mi ne
壮　　壮　开心地说："食品标签可以告诉我们很多食品的小秘密呢。"
　　　　　shuō　　shì a　　nà yǐ hòu jì de yào kàn shí pǐn bāo zhuāng o　chú le shēng chǎn rì qī hé bǎo
Sunny说："是啊，那以后记得要看食品包装哦，除了生产日期和保
zhì qī　 hái yǒu pèi liào biǎo hé yíng yǎng biāo qiān yíng yǎng chéng fèn biǎo　yíng yǎng biāo qiān　　xuǎn
质期，还有配料表和营养标签(营养成分表)。营养标签1+4，选
　　　zé shí pǐn hǎo bāng shǒu
择食品好帮手。"

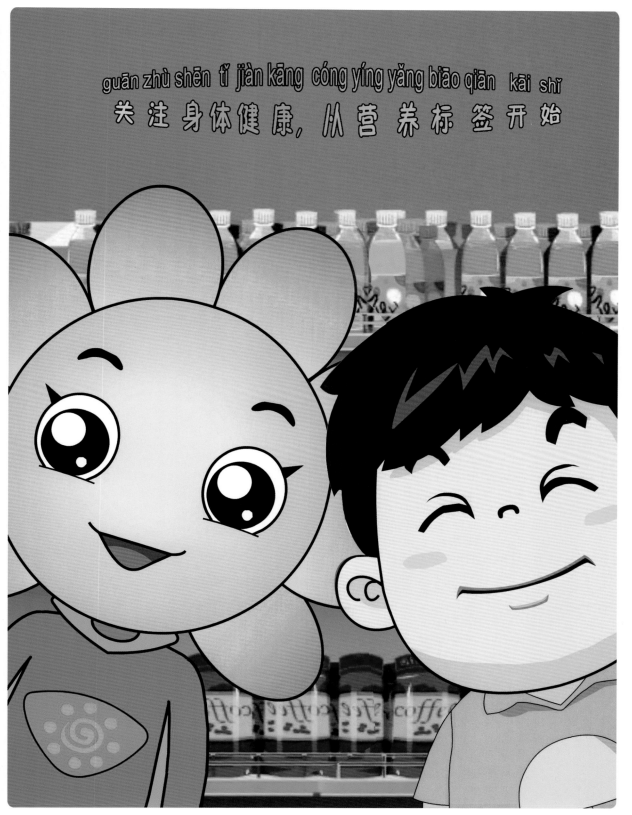

guān zhù shēn tǐ jiàn kāng cóng yíng yǎng biāo qiān kāi shǐ
关 注 身 体 健 康, 从 营 养 标 签 开 始

hé zhuàng zhuàng qí shēng shuō　　guān zhù shēn tǐ jiàn kāng　cóng yíng yǎng biāo qiān　kāi shǐ
Sunny和 壮 壮 齐 声 说:"关 注 身 体 健 康, 从 营 养 标 签 开 始。"

图书在版编目（CIP）数据

小胖孩的烦恼 / 丰台区疾病预防控制中心编著. —拉萨：西藏人民出版社，2016.9
ISBN 978-7-223-05277-1

Ⅰ.①小… Ⅱ.①丰… Ⅲ.①小儿疾病 – 肥胖病 – 防治 Ⅳ.①R723.12

中国版本图书馆CIP数据核字（2016）第214441号

小胖孩的烦恼

作　　者	北京市丰台区疾病预防控制中心
责任编辑	何卫峰
装帧设计	崔　简　马天跃　陈少华
出　　版	西藏人民出版社
社　　址	拉萨市林廓北路23号　邮政编码：850000
	北京发行部：100013　北京市东土城路8号
	林达大厦A座13层　电话：010-64466847
	打击盗版：0891-6649998　13801174584
印　　刷	北京彩虹伟业印刷有限公司
经　　销	全国新华书店
开　　本	16开（787×1 092）　字　数　5千
印　　张	6.75
版　　次	2016年9月第1版第1次印刷
标准书号	ISBN 978-7-223-05277-1
定　　价	48.00元（全6册）